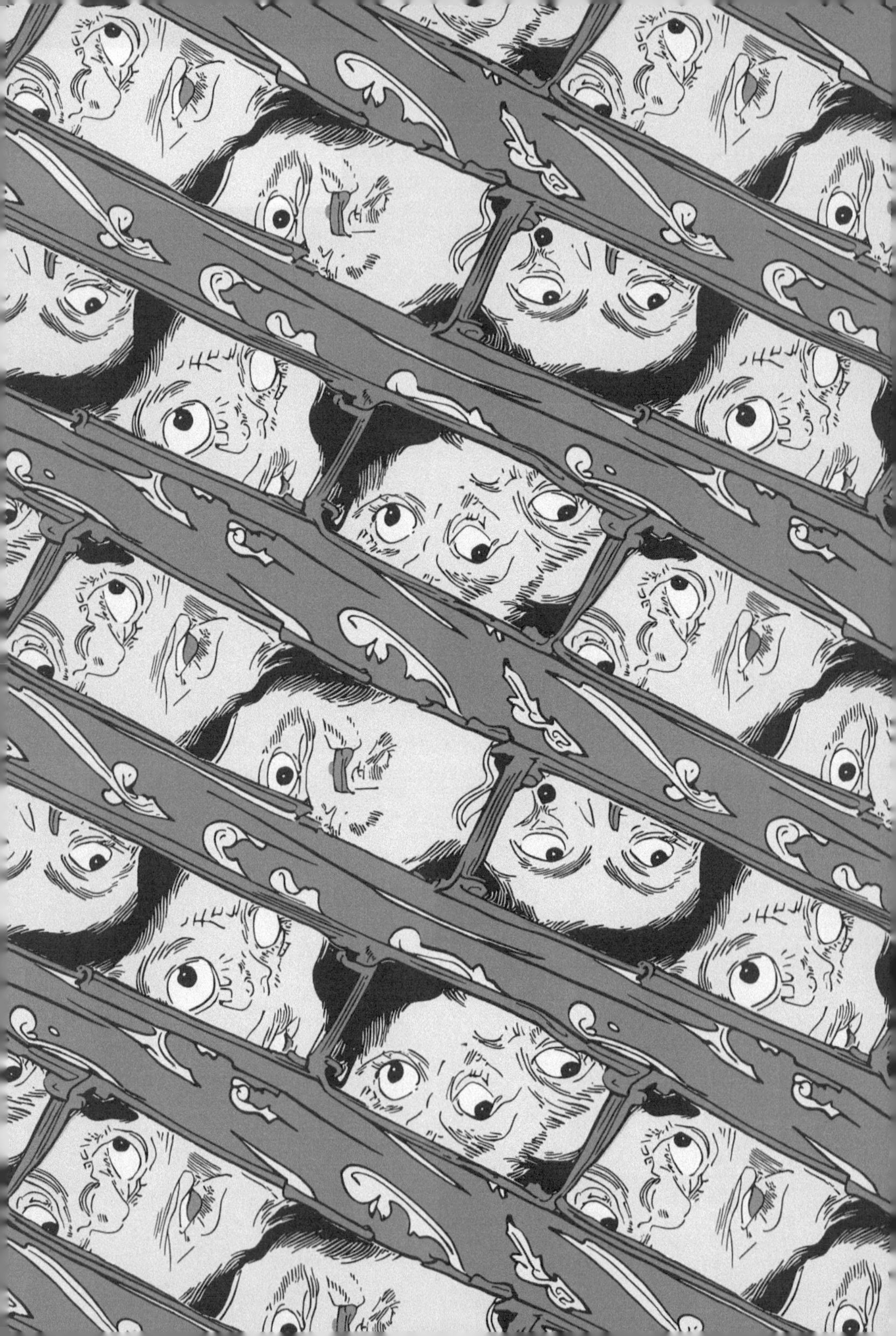

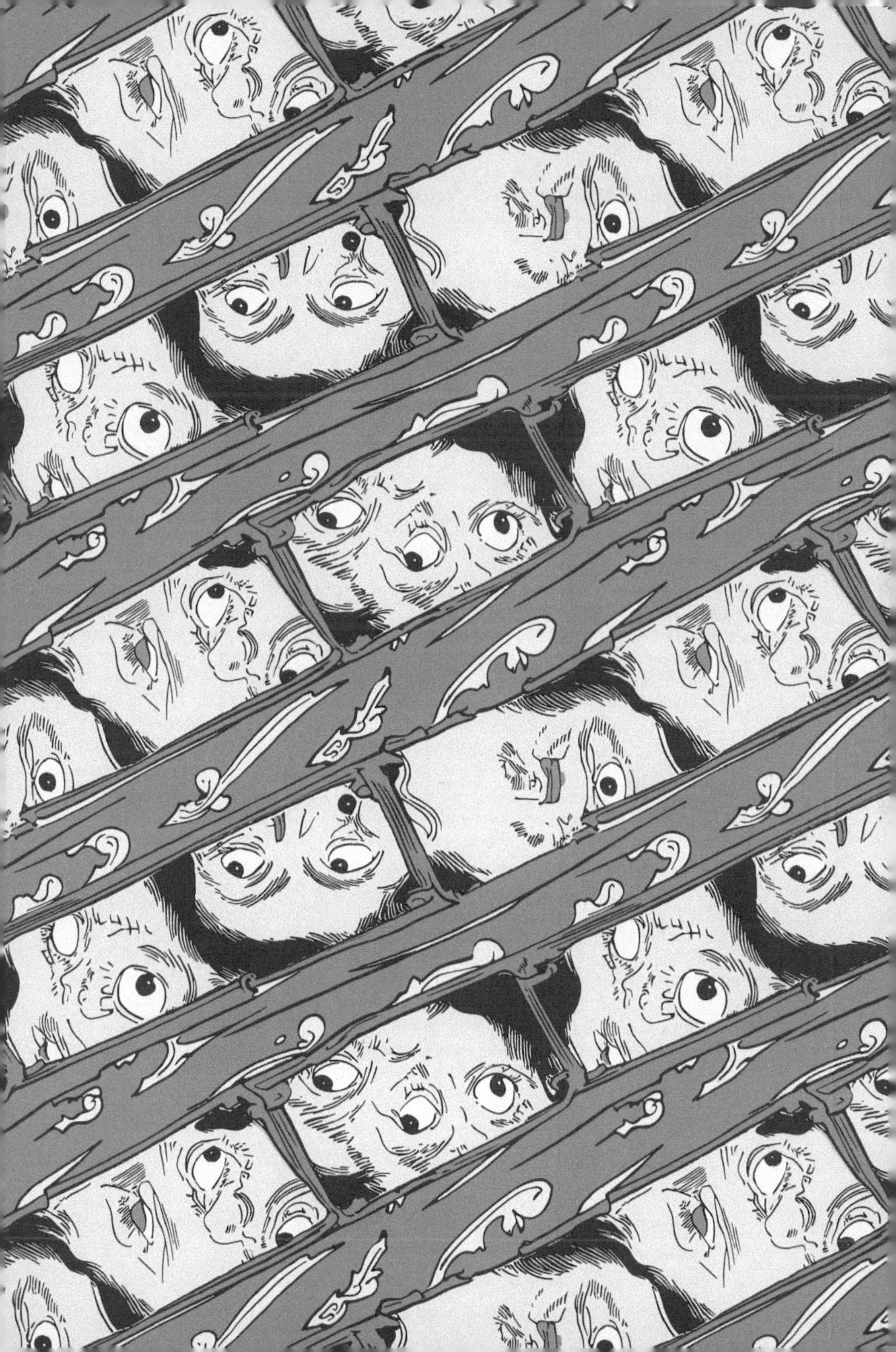

Impressão legal

Saage Media GmbH
c/o SpinLab – The HHL Accelerator
Spinnereistraße 7
04179 Leipzig, Germany
E-Mail: contact@SaageMedia.com
Web: www.SaageMedia.com
Commercial Register: Local Court Leipzig, HRB 42755 (Handelsregister: Amtsgericht Leipzig, HRB 42755)
Managing Director: Rico Saage (Geschäftsführer)
VAT ID Number: DE369527893 (USt-IdNr.)

Editora: Saage Media GmbH
Publicação: 02.2025
Design da capa: Saage Media GmbH
ISBN Capa mole (pt): 978-3-384-52085-2
ISBN Ebook (pt): 978-3-384-52086-9

Legal / Avisos

Os links externos e referências às fontes listados neste livro foram verificados no momento da publicação. O autor não tem influência sobre os designs e conteúdos atuais e futuros das páginas vinculadas. O fornecedor do site vinculado é o único responsável por conteúdos ilegais, incorretos ou incompletos, bem como por danos decorrentes do uso ou não uso das informações, não quem se refere à respectiva publicação através de links. Todas as fontes externas utilizadas estão listadas na bibliografia. Apesar do cuidadoso controle de conteúdo, não assumimos responsabilidade pelo conteúdo de fontes externas. Os operadores das fontes citadas são os únicos responsáveis pelo seu conteúdo. Imagens e fontes de terceiros são marcadas como tal. A reprodução, processamento, distribuição e qualquer tipo de exploração fora dos limites dos direitos autorais requerem o consentimento por escrito do respectivo autor ou criador.
Este livro foi traduzido do alemão. Desvios do original ou erros de tradução não podem ser completamente descartados. Todas as fontes citadas no livro estão disponíveis em inglês. Não nos responsabilizamos por quaisquer imprecisões ou mal-entendidos de conteúdo que possam surgir através da tradução.
Os dados nos diagramas que não estão explicitamente marcados com uma fonte não são baseados em estudos, mas são suposições não vinculativas para melhor visualização.
Este livro foi criado usando Inteligência Artificial (IA) e outras ferramentas. Entre outras coisas, foram utilizadas ferramentas para pesquisa, escrita/edição e geração de ilustrações decorativas. Apesar do controle, os erros não podem ser completamente descartados. Gostaríamos de enfatizar que o uso de IA serve como uma ferramenta de suporte para proporcionar aos nossos leitores uma experiência de leitura de alta qualidade e inspiradora.

As referências e citações contidas neste livro foram cuidadosamente pesquisadas e reproduzidas em seu sentido. A interpretação e apresentação do conteúdo citado reflete a visão do autor e não necessariamente corresponde à intenção ou opinião dos autores originais. Em citações contextuais, as principais declarações das fontes originais foram incorporadas ao contexto desta obra de acordo com o melhor conhecimento e consciência, mas podem diferir das formulações e nuances de significado originais devido à transferência e simplificação. Todas as fontes utilizadas estão listadas completamente na bibliografia e podem ser consultadas no original. A responsabilidade pela interpretação e incorporação contextual do conteúdo citado é do autor deste livro. Para questões científicas e informações detalhadas, recomenda-se consultar as fontes originais. O autor se esforçou para apresentar assuntos científicos complexos de forma compreensível. Simplificações e generalizações não podem ser excluídas. Nenhuma garantia pode ser dada quanto à precisão técnica e completude das apresentações simplificadas. A reprodução contextual de citações e descobertas científicas é feita conscienciosamente em conformidade com o direito de citação de acordo com § 51 da Lei de Direitos Autorais e todas as disposições relevantes de direitos autorais de outros países. Na simplificação, transferência e possível tradução de conteúdo científico para uma linguagem geralmente compreensível, nuances de significado e detalhes técnicos podem ser perdidos. O autor não reivindica direitos sobre as obras citadas e respeita todos os direitos autorais dos autores originais. Se for identificado um uso não autorizado, o autor solicita notificação para tomar as medidas apropriadas. Para fins acadêmicos e uso como referência científica, recomenda-se expressamente recorrer às fontes originais. A apresentação simplificada serve exclusivamente para informação científica popular.

Este livro aborda o tema sensível do transtorno de personalidade narcisista e padrões de relacionamentos tóxicos. As informações contidas baseiam-se em pesquisa cuidadosa e em descobertas científicas atuais no momento da impressão, mas não podem reivindicar a completude. Os comportamentos, estratégias e padrões descritos servem exclusivamente para informação e melhor compreensão. Um diagnóstico independente do transtorno de personalidade narcisista em si mesmo ou em outras pessoas não é possível e não é recomendado. Este livro não substitui a consulta ou tratamento psicológico ou psicoterapêutico profissional. Em caso de suspeita de transtorno de personalidade narcisista ou de sofrimento psicológico devido a relacionamentos tóxicos, é fortemente recomendado buscar ajuda profissional de terapeutas, psicólogos ou médicos qualificados. Não se assume responsabilidade por possíveis consequências negativas que possam resultar da aplicação das estratégias e recomendações de ação descritas. Cada situação deve ser considerada individualmente e pode exigir uma avaliação profissional. Todos os exemplos de casos utilizados no livro foram anonimizados e parcialmente distorcidos para proteger os direitos de personalidade dos envolvidos. Semelhanças com pessoas reais são coincidentes e não intencionais. Os termos técnicos e critérios diagnósticos utilizados baseiam-se em padrões científicos atuais e sistemas de classificação. Referências detalhadas podem ser encontradas na bibliografia ao final do livro.

Bendis Saage

Transtorno de Personalidade Narcisista: Padrões, Manipulação e Cura

Um guia sobre dinâmicas familiares, abuso narcisista e estratégias de recuperação para relacionamentos tóxicos

48 Fontes
40 Diagramas
7 Imagens
7 Ilustrações

Queridos leitores,

agradecemos de coração por terem escolhido este livro. Com a vossa escolha, não só nos deram a vossa confiança, mas também parte do vosso precioso tempo. Agradecemos muito.

Padrões de relacionamento narcisistas moldam a vida de muitas pessoas - muitas vezes sem que elas percebam. Como reconhecer os sinais sutis de comportamento narcisista? Quais estratégias manipulativas os narcisistas utilizam em parcerias e famílias? Este livro especializado oferece insights fundamentados sobre as dinâmicas de relacionamentos narcisistas e seus impactos sobre os afetados. Com base em descobertas psicológicas atuais e exemplos práticos, a obra transmite métodos eficazes para desvendar padrões de comportamento tóxicos e estabelecer limites saudáveis. Desde a identificação de características de personalidade narcisista até estratégias concretas de enfrentamento - aqui, os afetados e interessados encontram uma orientação cientificamente fundamentada. Este livro apoia você a reconhecer dinâmicas manipulativas e desenvolver opções de ação construtivas. Assuma o controle do seu bem-estar psicológico - com conhecimentos sólidos e estratégias práticas para lidar com personalidades narcisistas.

Este guia fornece informações compreensíveis e práticas sobre um tópico complexo. Graças a ferramentas digitais desenvolvidas internamente que também utilizam redes neurais, pudemos realizar pesquisas extensivas. O conteúdo foi estruturado de forma ideal e desenvolvido até a versão final para fornecer uma visão geral bem fundamentada e facilmente acessível. O resultado: você obtém uma visão abrangente e se beneficia de explicações claras e exemplos ilustrativos. O design visual também foi otimizado por meio deste método avançado para que você possa captar e usar as informações rapidamente.

Nos esforçamos pela máxima precisão, mas agradecemos qualquer indicação de possíveis erros. Visite nosso site para encontrar as últimas correções e adições a este livro. Estas também serão incorporadas em edições futuras.

Esperamos que goste de ler e descubra coisas novas! Se tiver sugestões, críticas ou perguntas, aguardamos seu feedback. Somente através da troca ativa com vocês, leitores, as futuras edições e obras poderão se tornar ainda melhores. Mantenha-se curioso!

Bendis Saage

Saage Media GmbH - Equipe

- www.SaageBooks.com/pt
- support@saagemedia.com
- Spinnereistraße 7 - c/o SpinLab – The HHL Accelerator, 04179 Leipzig, Germany

Acesso rápido ao conhecimento

Para garantir uma experiência de leitura ideal, gostaríamos de familiarizá-lo com as principais características deste livro:

- **Estrutura Modular:** Cada capítulo é independente e pode ser lido separadamente dos outros.
- **Pesquisa Aprofundada:** Todos os capítulos são baseados em pesquisa minuciosa e são apoiados por referências científicas. Os dados mostrados nos diagramas servem para melhor visualização e são baseados em suposições, não nos dados fornecidos nas fontes. Uma lista abrangente de fontes e créditos de imagem pode ser encontrada no apêndice.
- **Terminologia Clara:** Termos técnicos sublinhados são explicados no glossário.
- **Resumos dos Capítulos:** No final de cada capítulo, você encontrará resumos concisos que fornecem uma visão geral dos pontos principais.
- **Recomendações Concretas:** Cada subcapítulo conclui com uma lista de conselhos específicos para ajudá-lo a colocar em prática o que aprendeu.

Materiais bônus adicionais em nosso site

Em nosso site, planejamos disponibilizar os seguintes materiais exclusivos:

- Conteúdo bônus e capítulos adicionais
- Um resumo geral compacto
- Uma versão em radionovela. (Em planejamento)

O site está atualmente em construção.

www.SaageBooks.com/pt/
transtorno_de_personalidade_narcisista-bonus-1WB2OC

Índice

1. Manifestações do Transtorno

Como reconhecer pessoas com traços narcisistas no dia a dia? Por trás da fachada brilhante de autoconfiança e sucesso, muitas vezes se escondem padrões de comportamento complexos que influenciam sistematicamente o ambiente. O transtorno se manifesta em diversas áreas da vida - desde relacionamentos íntimos até a carreira profissional. Enquanto alguns afetados se destacam por uma grandiosidade exagerada, outros agem de forma sutil e, inicialmente, quase imperceptível para os de fora. As páginas a seguir iluminam os diferentes rostos do narcisismo e seus impactos nas dinâmicas interpessoais.

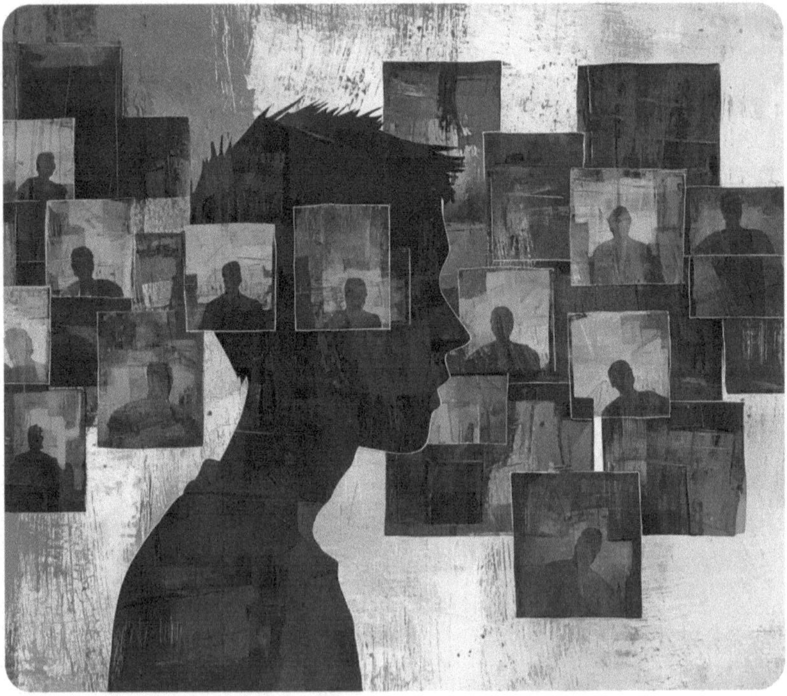

1. 1 Características do Narcisismo

O narcisismo se manifesta de várias formas, dificultando o reconhecimento e a compreensão do transtorno. Desde uma sensibilidade sutil até comportamentos abertamente malignos, padrões narcisistas moldam o cotidiano e os relacionamentos dos afetados. As consequências variam de interações interpessoais prejudicadas a conflitos graves. Este capítulo ilumina as diversas formas de manifestação do narcisismo, a fim de possibilitar uma compreensão diferenciada desse complexo transtorno de personalidade. Continue lendo e obtenha valiosas percepções sobre o mundo do narcisismo.

O narcisismo encoberto é caracterizado por um padrão paradoxal: uma forte necessidade de validação acompanhada de um medo de rejeição, o que leva a uma constante oscilação entre proximidade e distância.

Narcisismo Oculto no Cotidiano

O narcisismo oculto molda o cotidiano dos afetados por padrões de comportamento específicos, que muitas vezes são sutis e difíceis de reconhecer. Uma característica central é a sensibilidade excessiva às avaliações dos outros, acompanhada de uma forte exigência por tratamento especial [s1]. Essa combinação leva a dificuldades nos relacionamentos interpessoais. Os afetados frequentemente reagem de forma hipersensível a críticas ou rejeições e interpretam interações neutras como ataques pessoais. Um comentário aparentemente inofensivo de um colega sobre o modo de trabalho pode, por exemplo, ser sentido como uma ofensa massiva, levando ao afastamento ou comportamento agressivo. Essa hipersensibilidade resulta de uma estrutura de apego ansiosa, que está associada ao narcisismo oculto [s1]. A necessidade de confirmação e reconhecimento é fortemente pronunciada, ao mesmo tempo em que existe um grande medo de rejeição. No cotidiano, isso se manifesta em uma constante oscilação entre o desejo de proximidade e o medo de ferimentos. Os afetados frequentemente idealizam outras pessoas de forma excessiva para satisfazer suas necessidades de reconhecimento. Se essa pessoa decepciona as expectativas exageradas, ocorre uma abrupta desvalorização [s2]. Esse vai-e-vem emocional sobrecarrega enormemente os relacionamentos e frequentemente leva a conflitos. Outro aspecto do narcisismo oculto no cotidiano é a dificuldade em lidar com o estresse emocional [s2]. Desafios pequenos podem levar a reações excessivas. A dysregulação emocional [s1] se manifesta em comportamentos impulsivos, explosões de raiva ou afastamento. Essas reações muitas vezes não estão em proporção ao evento desencadeador e parecem incompreensíveis para os de fora. Ao mesmo tempo, os afetados têm dificuldade em aceitar ajuda [s2]. Embora precisem de apoio, frequentemente mostram comportamentos autossabotadores e rejeitam a ajuda oferecida. Isso pode levar a um emaranhado em seus problemas e a dificuldades em promover mudanças positivas em suas vidas. A rejeição da ajuda pode ser entendida como um mecanismo de proteção para não ter que revelar sua vulnerabilidade. O uso de redes sociais pode intensificar o narcisismo oculto [s3]. A possibilidade de se apresentar online e receber confirmação por meio de curtidas e comentários atende à necessidade de reconhecimento. Ao mesmo tempo, a constante confrontação com as vidas aparentemente perfeitas dos outros aumenta a própria insegurança e a exigência por tratamento especial. O foco na própria pessoa e a sensibilidade excessiva às avaliações dos outros [s1] são ainda mais intensificados pela dinâmica das mídias sociais. Isso pode levar a um agravamento dos sintomas e a uma maior sobrecarga dos relacionamentos interpessoais na vida real.

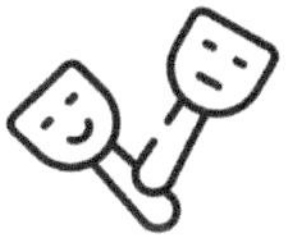

Bom saber

Comportamentos Autossabotadores

Ações que inconscientemente sabotam o próprio sucesso ou bem-estar. Isso pode se manifestar na rejeição de ajuda, procrastinação ou na manutenção de relacionamentos não saudáveis, e muitas vezes serve como um mecanismo de proteção para não ter que revelar a própria vulnerabilidade.

Dysregulação Emocional

A dificuldade em regular e controlar emoções. Isso pode levar a oscilações de humor intensas, impulsividade e comportamentos inadequados. Os afetados têm dificuldade em lidar com estresse emocional e frequentemente reagem de forma excessiva a desafios aparentemente pequenos.

Estrutura de Apego Ansiosa

Um estilo de apego caracterizado por uma forte necessidade de proximidade e, ao mesmo tempo, o medo de rejeição. Pessoas com estrutura de apego ansiosa tendem a idealizar relacionamentos e ficam rapidamente feridas quando suas expectativas não são atendidas.

Narcisismo Oculto

Uma forma de narcisismo caracterizada por insegurança, vulnerabilidade e baixa autoestima, enquanto existe uma profunda necessidade de admiração e reconhecimento. Ao contrário do narcisismo aberto, essa necessidade é frequentemente perseguida por meio de estratégias sutis e não é exibida abertamente.

Narcisismo encoberto - características

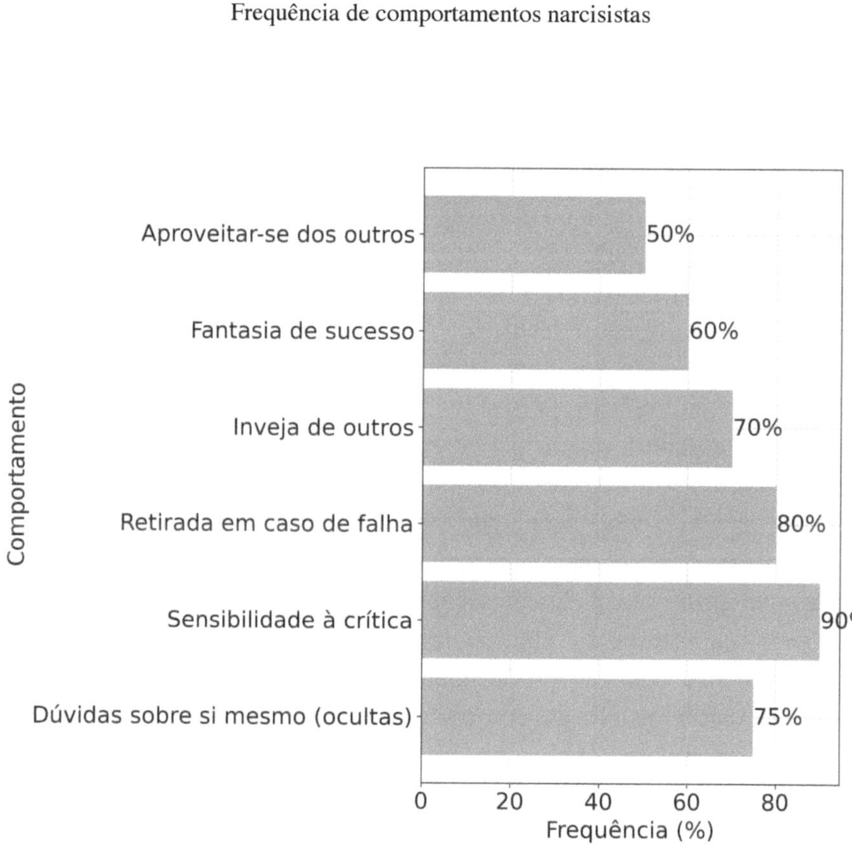

APR: Aproveitar-se dos outros

FAN: Fantasia de sucesso

RET: Retirada em caso de falha

DUS: Dúvidas sobre si mesmo (ocultas)

INV: Inveja de outros

SEN: Sensibilidade à crítica

O diagrama visualiza a frequência relativa de diferentes comportamentos associados ao narcisismo encoberto. A barra mais longa mostra o comportamento mais frequente, enquanto a barra mais curta representa o comportamento mais raro. As gradações ilustram as diferenças na frequência dos respectivos comportamentos.

Padrões de Comportamento Patológico

Padrões de comportamento patológico no narcisismo manifestam-se em várias facetas que vão além da hipersensibilidade e das dificuldades em relacionamentos descritas na seção anterior. Uma característica marcante é a discrepância entre a autoimagem e a realidade. Os afetados tendem a superestimar suas próprias habilidades, conquistas e importância [s4]. Eles frequentemente falam de competências acima da média e exageram sucessos, enquanto fracassos são externalizados, ou seja, atribuídos a fatores externos. Essa superestimação pode se manifestar em ostentação e uma necessidade excessiva de admiração [s5]. Eles usam uma linguagem que sugere dominância e superioridade [s4] e esperam um tratamento especial que corresponda ao seu suposto alto status [s6]. Ao mesmo tempo, há uma postura de exigência acentuada, combinada com a disposição de explorar os outros para alcançar seus próprios objetivos [s4]. Relacionamentos são frequentemente instrumentalizados para aumentar a própria autoestima ou obter vantagens. Por exemplo, um narcisista pode utilizar os contatos profissionais de um amigo sem oferecer nada em troca. Outro padrão de comportamento patológico é a inveja pelos sucessos dos outros [s4], que muitas vezes vem acompanhada de desvalorização e difamação. Em vez de se alegrar pelos outros, suas conquistas são minimizadas ou questionadas. Essa dinâmica destrutiva também pode se manifestar em forma de arrogância e comportamento condescendente em relação aos outros [s4]. As opiniões e sentimentos alheios são desconsiderados e críticas são vistas como ataques pessoais [s5]. Essa falta de empatia, chamada de empatia, é frequentemente disfuncional nos narcisistas [s7]. Embora consigam captar cognitivamente as emoções dos outros, lhes falta a ressonância emocional e a capacidade de reagir adequadamente [s7]. Essa frieza emocional pode levar a problemas significativos em relacionamentos interpessoais e agravar conflitos

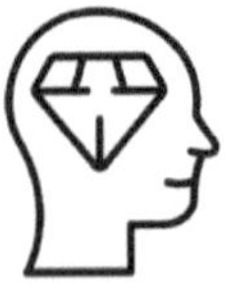

existentes [s7]. No entanto, a capacidade de empatia não está completamente ausente. Estudos sugerem que narcisistas podem sentir empatia quando controlam a situação ou quando isso serve a seus próprios interesses [s7]. A empatia, portanto, é utilizada de forma seletiva e serve primariamente à satisfação de suas próprias necessidades.

Bom saber

Difamação

Difamação é a disseminação de afirmações falsas e prejudiciais sobre uma pessoa. Narcisistas às vezes recorrem à difamação para desacreditar os outros, especialmente quando veem seu sucesso como uma ameaça.

Disfuncional

No contexto do narcisismo, disfuncional significa que a capacidade de empatia, embora possa estar presente, não é utilizada de forma adequada ou eficaz. Pode ser ativada ou suprimida seletivamente, dependendo de seu benefício para o narcisista.

Externalizar

Externalizar é um mecanismo de defesa em que indivíduos atribuem a culpa por seus próprios erros, fraquezas ou fracassos a outras pessoas ou circunstâncias externas. Narcisistas utilizam isso para manter sua autoimagem positiva e evitar críticas.

Instrumentalizar

Relacionamentos são frequentemente vistos por narcisistas como meios para um fim. Eles exploram outras pessoas para alcançar seus próprios objetivos ou aumentar sua autoestima, sem considerar as necessidades ou sentimentos do outro.

Prevalência de Traços Narcisistas

Distribuição de traços narcisistas comuns.

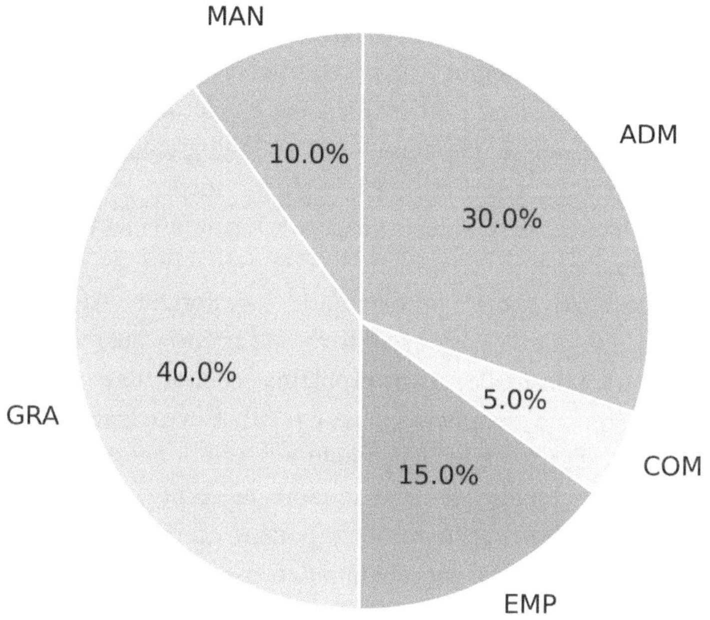

ADM: Necessidade de Admiração

COM: Comportamento Manipulador

EMP: Falta de Empatia

GRA: Grandiosidade

MAN: Senso de Direito

Este gráfico destaca a prevalência relativa de diferentes traços narcisistas. A grandiosidade, frequentemente manifestada como um senso inflado de auto-importância, ocupa a maior porção, sugerindo que é uma característica central. A necessidade de admiração reforça essa grandiosidade, indicando uma forte dependência da validação externa. A falta de empatia, embora significativa, representa uma porção menor, mas ainda é um indicador crucial do transtorno. O comportamento manipulador e o senso de direito, embora presentes em menor grau, contribuem para a dinâmica interpessoal disfuncional geral associada ao narcisismo. Esta distribuição enfatiza a natureza multifacetada do transtorno e como esses traços interagem.

Manifestações Malignas

Manifestações malignas do transtorno de personalidade narcisista são caracterizadas por uma combinação de traços grandiosos e vulneráveis, que podem levar a comportamentos particularmente destrutivos [s8]. A Grandiosidade se manifesta em exigências exageradas, uma autoestima inflada e a necessidade de admiração. A Vulnerabilidade, por outro lado, se revela em hipersensibilidade à crítica, medos de rejeição e uma insegurança latente. Esses dois aspectos aparentemente opostos se reforçam mutuamente e dificultam o convívio com os afetados. Um narcisista grandioso pode, por exemplo, desvalorizar sistematicamente as conquistas dos outros para estabilizar sua própria autoestima frágil e encenar sua superioridade. Um problema central das manifestações malignas é a empatia disfuncional [s9] [s10]. Essa capacidade limitada de entender e responder adequadamente aos sentimentos e necessidades dos outros não se manifesta necessariamente como uma total falta de empatia. Em vez disso, os narcisistas podem usar a empatia de forma estratégica, por exemplo, para manipular os outros ou alcançar seus próprios objetivos [s9]. Em situações que não prometem benefícios imediatos ou que ameaçam sua autoimagem grandiosa, a empatia é suprimida. Isso pode levar a comportamentos insensíveis e prejudiciais, uma vez que as consequências para os outros não são percebidas emocionalmente. Assim, um narcisista pode ignorar ou até explorar a situação difícil de um colega se enxergar nisso uma oportunidade para se destacar. Os relacionamentos interpessoais de pessoas com traços narcisistas malignos são frequentemente marcados por Dominância, Vingança e Transgressões de Limites [s8]. Elas tendem a controlar e instrumentalizar os outros para satisfazer suas próprias necessidades. Ofensas percebidas são frequentemente retaliadas com uma dureza desproporcional. Essa dinâmica leva a conflitos e instabilidade nos relacionamentos, tanto no contexto privado quanto profissional. A combinação de uma autoimagem grandiosa,

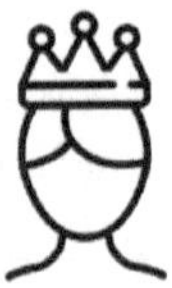

insegurança vulnerável e capacidade empática limitada torna as manifestações malignas do narcisismo uma forma particularmente difícil de transtorno, que é desgastante tanto para os afetados quanto para seu entorno. Lidar com tais pessoas exige limites claros e uma consciência dos mecanismos subjacentes.

Bom saber

Empatia Disfuncional

A capacidade de sentir empatia não está completamente ausente nos narcisistas, mas é limitada e dependente da situação. Eles podem demonstrar empatia quando isso lhes é vantajoso, por exemplo, para manipular os outros. No entanto, em situações que ameaçam sua autoestima, falta-lhes a sensibilidade para os sentimentos e necessidades alheias.

Manifestações Malignas

Uma forma particularmente severa do transtorno de personalidade narcisista, caracterizada por uma combinação de grandiosidade, vulnerabilidade, falta de empatia e comportamentos antissociais. Os afetados podem ser manipuladores, exploradores e até violentos.

Transgressões de Limites

Narcisistas frequentemente não respeitam os limites dos outros. Eles podem ser invasivos em relacionamentos, tanto emocional quanto fisicamente. Tendem a violar a privacidade dos outros e ignorar suas necessidades.

Vulnerabilidade

Por trás da fachada grandiosa, existe uma grande sensibilidade à crítica e à rejeição. Narcisistas frequentemente reagem com raiva, vergonha ou desprezo à crítica, mesmo que esta seja construtiva. Eles têm uma necessidade profunda de validação e reconhecimento para estabilizar sua autoestima frágil.

Manifestações de Narcisismo Maligno

Severidade dos Traços Narcisistas

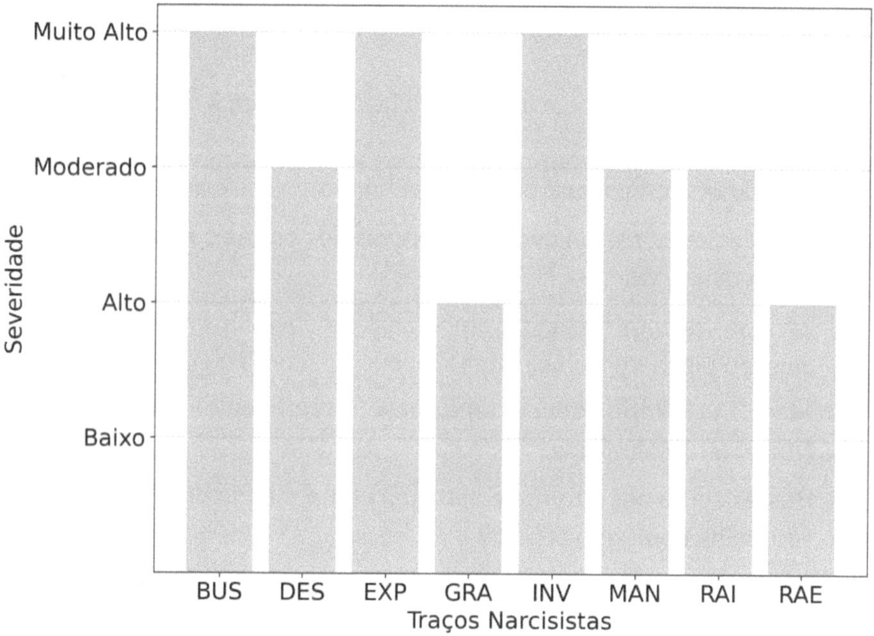

- BUS: Busca de Atenção
- DES: Falta de Empatia
- EXP: Exploração
- GRA: Grandiosidade
- INV: Inveja
- MAN: Manipulação
- RAE: Direito
- RAI: Raiva

Este gráfico ilustra a gravidade variável dos traços narcisistas comuns. Uma pontuação mais alta indica uma manifestação mais forte do traço. Embora todos os indivíduos possam exibir algum nível desses traços, pontuações significativamente elevadas, particularmente em exploração, direito e desrespeito pelos outros, podem sugerir um padrão mais problemático. A combinação de pontuações altas em vários traços justifica investigação adicional e possível avaliação profissional.

Conselhos concretos

- Refletir sobre suas reações à crítica e identificar padrões recorrentes.
- Praticar a aceitação da crítica sem tomá-la imediatamente como algo pessoal.
- Imaginar que você está observando a situação sob a perspectiva de um observador neutro.
- Questionar suas expectativas em relação aos outros e verificar se são realistas.
- Aceitar que ninguém é perfeito, incluindo você mesmo.
- Concentrar-se nas qualidades positivas dos outros e tentar entender sua perspectiva.
- Treinar sua autorregulação emocional por meio de exercícios de atenção plena ou técnicas de relaxamento, como o yoga.
- Manter um diário para documentar seus sentimentos e reações em situações desafiadoras.
- Buscar apoio em grupos de autoajuda ou por meio de aconselhamento profissional.
- Refletir sobre suas forças e fraquezas e desenvolver uma autoimagem realista.
- Refletir sobre seu uso de redes sociais e, se necessário, reduzir essa utilização.
- Concentrar-se em contatos sociais reais e cultivá-los ativamente.
- Aprender a comunicar suas necessidades de forma clara e respeitosa, sem manipular os outros.

1. 2 Estratégias Manipulativas

Estratégias manipulativas são parte integrante do transtorno de personalidade narcisista. Narcisistas as utilizam para satisfazer suas necessidades de admiração e controle, muitas vezes sob o disfarce de competência e sucesso. Esse comportamento leva a relacionamentos disfuncionais e prejudica tanto o ambiente privado quanto o profissional. O uso deliberado de símbolos de status, a exageração de conquistas pessoais e a escolha seletiva de situações sociais servem para manter uma autoimagem grandiosa. Compreenda os mecanismos da manipulação para proteger a si mesmo e aos outros.

Narcisistas não utilizam posições de poder para o bem dos outros, mas sim para satisfazer sua própria necessidade de controle e confirmação de sua grandiosidade.

Técnicas de Controle Psicológico

As técnicas de controle psicológico servem aos narcisistas para satisfazer suas necessidades de admiração e controle. Eles utilizam estratégias sutis para manipular os outros e manter sua própria autoimagem exagerada. Um aspecto é a seleção seletiva de situações sociais. Narcisistas preferem ambientes onde podem aumentar seu status e receber admiração [s11]. Eles buscam ativamente oportunidades para autopromoção e evitam situações que possam ameaçar sua autoimagem, como um ambiente profissional onde possam demonstrar sua suposta superioridade. Outro mecanismo de controle é a exageração de suas habilidades e conquistas [s11]. Ao apresentar uma imagem grandiosa de si mesmos, tentam impressionar os outros e solidificar sua posição. Ao mesmo tempo, estão muito fixados em símbolos de status e hierarquias [s11]. Eles avaliam os outros com base em seu status e tentam se colocar acima deles. Essa busca por status pode levar a conflitos em contextos inadequados, como no ambiente privado. O transtorno de personalidade narcisista também se manifesta na forma como lidam com críticas e limites. Assim, os afetados frequentemente reagem com mecanismos de defesa, como a desvalorização dos outros, quando sua autoimagem é ameaçada [s12]. Eles podem oscilar entre idealização e desvalorização de pessoas, dependendo de como essas pessoas atendem às suas necessidades [s12]. A adesão a regras e limites é difícil para eles [s12], o que pode levar a problemas em relacionamentos e no contexto profissional. Sua baixa tolerância à frustração frequentemente resulta em explosões emocionais [s12]. Essas extremas oscilações de humor dificultam a construção de relacionamentos estáveis. A falta de disposição para assumir responsabilidade por suas ações e a tendência de culpar os outros agravam essa problemática. Outra característica é a ambivalência em relação a mudanças [s12]. Narcisistas têm dificuldade em aprender com os erros e ajustar seu comportamento. Eles frequentemente rejeitam ajuda e sabotam tentativas de terapia [s12]. Suas distorções cognitivas, como o pensamento em preto e branco

[s12], impedem uma autoavaliação realista. Essa percepção distorcida leva a expectativas irreais e a um constante sentimento de insatisfação. O uso excessivo de atenção e a desconsideração de limites profissionais [s12] representam uma carga especial no contexto terapêutico. A combinação desses comportamentos dificulta significativamente o tratamento do transtorno de personalidade narcisista. Os afetados se enredam em um ciclo de autoengano e manipulação, que traz consequências negativas tanto para eles quanto para seu entorno. Um passo importante para lidar com essa problemática é reconhecer as estratégias manipulativas e desenvolver mecanismos de enfrentamento saudáveis.

Bom saber

Distorções Cognitivas

Distorções cognitivas são erros de pensamento que influenciam a percepção da realidade. Nos narcisistas, essas distorções frequentemente levam a uma autoavaliação irrealista e à incapacidade de reconhecer erros próprios ou aceitar críticas.

Mecanismos de Defesa

Narcisistas utilizam mecanismos de defesa para proteger sua autoimagem frágil de críticas e ferimentos. Esses mecanismos podem variar de negação e projeção a reações agressivas e servem para manter sua percepção errônea de si mesmos.

Oscilações de Humor

Narcisistas podem experimentar oscilações extremas de humor entre euforia e profunda desespero. Essas oscilações são frequentemente imprevisíveis e estão intimamente ligadas à confirmação ou negação de sua autoimagem por outros.

Tolerância à Frustração

Narcisistas frequentemente têm baixa tolerância à frustração. Eles reagem de forma desproporcional a contradições ou eventos inesperados que não correspondem às suas expectativas. Isso pode levar a explosões de raiva, comportamentos agressivos ou colapsos emocionais.

Táticas de Controle Psicológico

Frequência, intensidade e impacto de estratégias manipuladoras.

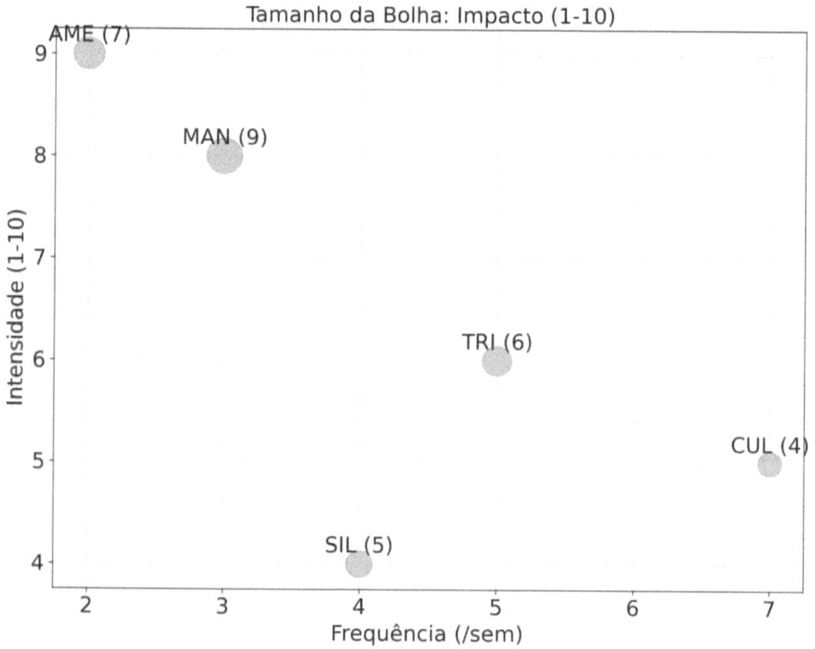

Blasengröße: Impacto (1-10)

AME: Ameaças/Intimidação

MAN: Manipulação

TRI: Triangulação

CUL: Culpabilização

SIL: Tratamento do Silêncio

O gráfico de bolhas revela um padrão preocupante de manipulação. A manipulação, embora usada com menos frequência, exibe um alto impacto, sugerindo sua natureza insidiosa. A triangulação aparece frequentemente com intensidade e impacto moderados, indicando seu papel na criação de instabilidade relacional. Embora a culpa seja a tática mais frequente, seu impacto é menor do que a manipulação, possivelmente devido às vítimas se tornarem dessensibilizadas ao longo do tempo. Esta visualização destaca a combinação destrutiva de frequência e impacto nessas táticas, enfatizando a necessidade de conscientização e intervenção.

Exercício do Poder

O exercício do poder é um mecanismo central na dinâmica do transtorno de personalidade narcisista. Para manter sua autoestima exagerada e satisfazer suas necessidades, os narcisistas utilizam diversas estratégias para ganhar controle sobre os outros. Semelhante a "psicopatas corporativos" [s13], eles frequentemente buscam posições de liderança, não para contribuir para o bem do grupo, mas para explorar seu poder em benefício pessoal. Nesse processo, podem ocultar habilmente suas verdadeiras intenções e apresentar uma imagem de competência e sucesso [s13], fazendo com que sua natureza manipuladora muitas vezes permaneça não reconhecida. Assim, um desequilíbrio se forma nas relações interpessoais, onde o narcisista assume o papel dominante e instrumentaliza os outros. Essa dinâmica de poder geralmente se baseia em uma falta de empatia e remorso [s13]. Pressão e intimidação servem para suprimir opiniões divergentes e consolidar o controle [s13], o que pode levar a consequências negativas a longo prazo para todo o ambiente, seja no âmbito profissional ou pessoal. O exercício do poder não apenas influencia o comportamento do narcisista em relação aos outros, mas também altera sua própria percepção e julgamento. O poder pode levar a uma diminuição da empatia, fazendo com que os sentimentos dos outros sejam menos considerados [s14]. Ao mesmo tempo, surge um sentimento de direito que favorece comportamentos antiéticos, sem que o narcisista reconheça a violação dos princípios de justiça [s14]. Esse comportamento autocomplacente frequentemente se manifesta na imposição de padrões morais rigorosos sobre os outros, enquanto suas próprias ações não correspondem a esses padrões [s14]. A capacidade de tomar perspectiva e cooperar também é prejudicada pela posição de poder [s14], dificultando a colaboração e a construção de relacionamentos estáveis. O processamento de informações torna-se seletivo, focando em informações que confirmam sua própria posição de poder e reforçam preconceitos existentes [s14]. Um narcisista em uma posição de poder tende a avaliar as pessoas ao seu redor com base em seu status e a idealizá-las ou desvalorizá-las conforme sua utilidade para sua própria grandiositaet [s15]. A concorrência é percebida como uma ameaça e combatida por meio da desvalorização do concorrente [s15], a fim de garantir seu próprio status. Esse comportamento pode trazer vantagens a curto prazo em ambientes orientados por status, mas a longo prazo resulta em isolamento social e perda de prestígio [s15]. Por exemplo, quem constantemente menospreza colegas no contexto profissional pode, a curto prazo, fortalecer sua própria posição, mas a longo prazo perde credibilidade e respeito.

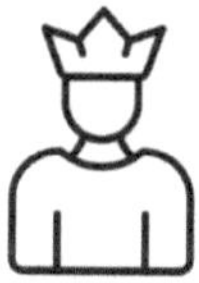

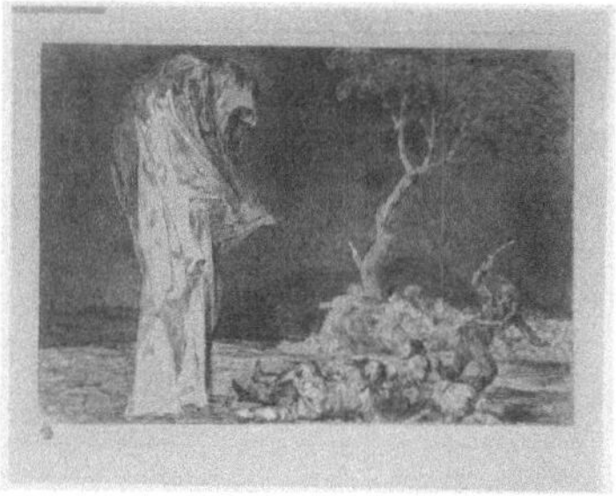

Intimidação [i1]

Bom saber

Empatia

Narcisistas frequentemente têm dificuldades em sentir empatia, o que facilita a manipulação dos outros para seus próprios fins, sem serem atormentados por sentimentos de culpa.

Princípios de Justiça

Narcisistas desconsideram os princípios de justiça, pois se veem acima das regras e justificam suas táticas manipulativas desvalorizando as necessidades dos outros.

Psicopatas Corporativos

Este termo descreve pessoas com traços psicopáticos que têm sucesso no mundo dos negócios, utilizando estratégias manipulativas para alcançar seus objetivos. Eles usam charme e falta de escrúpulos para controlar e explorar os outros.

Remorso

A falta de remorso permite que narcisistas apliquem repetidamente táticas manipulativas, pois não internalizam os efeitos negativos de suas ações sobre os outros.

Tomada de Perspectiva

Narcisistas têm dificuldade em adotar a perspectiva dos outros, uma vez que suas estratégias manipulativas se baseiam na exclusão das necessidades e sentimentos alheios.

Correlação: Controle e Dano em Relacionamentos Narcisistas

Ilustra a correlação entre as táticas de controle de um narcisista e o dano resultante à vítima.

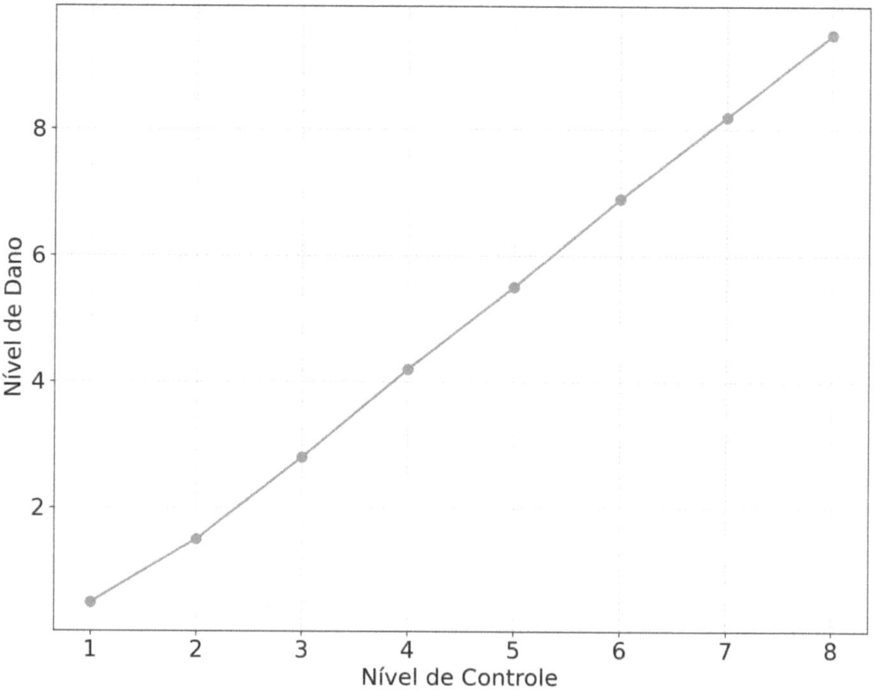

Este gráfico demonstra uma correlação positiva entre o exercício de controle do narcisista e o dano sofrido por seu parceiro. À medida que o controle aumenta, o dano também aumenta. Esse dano pode se manifestar de várias formas, incluindo sofrimento emocional, danos psicológicos e até repercussões físicas. O gráfico destaca a natureza crescente do abuso narcisista e a importância de reconhecer a ligação entre controle e dano.

Conselhos concretos

- Altere sua postura interna em relação a símbolos de status: defina seu valor pessoal independentemente de sinais externos.
- Pratique a humildade: compartilhe sucessos com os outros e reconheça suas contribuições.
- Enfrente conscientemente situações que desafiem sua autoimagem, em vez de evitá-las: por exemplo, participe de um workshop sobre um tema em que você se sinta inseguro.
- Substitua exageros por uma linguagem precisa: descreva suas conquistas de forma objetiva e concentre-se em fatos.
- Reaja à contrariedade com curiosidade em vez de defesa: pergunte sobre a perspectiva do seu interlocutor e tente compreendê-la.
- Pratique a escuta ativa: ofereça sua total atenção ao seu interlocutor e tente captar sua mensagem sem interrompê-lo.
- Peça a uma pessoa de confiança um feedback honesto sobre seu comportamento: esteja aberto a críticas construtivas e veja isso como uma oportunidade de desenvolvimento pessoal.
- Desenvolva uma consciência sobre suas tendências manipulativas: preste atenção em situações em que você tenta influenciar ou controlar os outros.
- Aprofunde-se no tema "relações tóxicas": informe-se sobre as características dessas relações e reflita sobre suas próprias relações.
- Desenvolva uma estratégia para lidar com tentativas manipulativas de outros: aprenda a estabelecer limites e a se proteger da exploração emocional.

1. 3 Dimensão Social

As normas sociais moldam a expressão de traços de personalidade narcisista e influenciam sua percepção. As expectativas culturais em relação aos papéis de gênero podem ocultar a sintomatologia e, assim, levar a diagnósticos errôneos. A interação com o ambiente social, desde relacionamentos familiares até o contexto profissional, é significativamente afetada pelo transtorno de personalidade narcisista. Este capítulo ilumina as complexas dimensões sociais e culturais do transtorno e suas amplas consequências. Compreenda a relevância social do narcisismo e obtenha insights sobre as interações multifacetadas dos afetados.

As normas culturais moldam não apenas as manifestações individuais do transtorno de personalidade narcisista, mas também influenciam seu reconhecimento e tratamento, o que pode levar a uma compreensão distorcida do quadro da doença e à estigmatização social.

Influências Culturais

As influências culturais moldam a percepção e a expressão do narcisismo. Assim, as expectativas culturais em relação aos papéis de gênero podem influenciar o processamento emocional e, consequentemente, a sintomatologia. [s16] Homens, por exemplo, relatam com menor frequência a falta de empathie do que as mulheres, possivelmente influenciados por normas sociais que promovem a contenção emocional nos homens. Essa diferença ilustra como as moldagens culturais podem afetar a interpretação dos critérios diagnósticos. A representação predominante do narcisismo na literatura especializada – frequentemente focada em traços grandiosos, estereotipicamente masculinos – reforça a suposição de que os homens são, em geral, mais narcisistas. [s17] No entanto, essa perspectiva ignora as formas mais sutis de vulnerablen_auspraegungen nas mulheres, que podem estar associadas a características como timidez e vergonha. [s17] Um foco unilateral nas formas grandiosas de narcisismo pode, portanto, levar a diagnósticos errôneos e a uma compreensão incompleta do quadro da perturbação. Normas culturais influenciam não apenas a percepção, mas também o desenvolvimento de traços de personalidade narcisista. Diferentes estilos de educação e práticas de socialização para meninos e meninas podem promover a manifestação do narcisismo. [s17] Enquanto os meninos tendem a apresentar narcisismo grandioso, as meninas podem ser empurradas em direção a formas vulneráveis devido às expectativas sociais. A interação entre características narcisistas e influências culturais também se manifesta na reação ao comportamento de dominância. [s18] Indivíduos com traços narcisistas reagem à dominância percebida com emoções negativas intensificadas, que, por sua vez, podem desencadear comportamentos conflituosos. [s18] Em culturas hierárquicas, onde dominância e status desempenham um papel maior, esses padrões de reação podem ocorrer com mais frequência e levar a conflitos. A consideração de fatores culturais é, portanto, essencial para uma compreensão abrangente e um tratamento adequado do transtorno de personalidade narcisista. O foco deve estar na

dinâmica individual entre traços de personalidade, moldagem cultural e fatores situacionais, a fim de capturar a complexidade do quadro da perturbação. Outro aspecto das influências culturais se revela no aumento geracional do narcisismo, especialmente em sociedades ocidentais. [s19] Esse aumento, mensurável pelos resultados de testes de personalidade em estudantes ao longo das últimas décadas, pode indicar mudanças nos valores e normas sociais. A crescente individualização e o foco na autorrealização podem favorecer o desenvolvimento de traços de personalidade narcisista. Essa tendência sublinha a importância de considerar as mudanças culturais na avaliação e tratamento do narcisismo. Pesquisas futuras devem investigar mais detalhadamente a influência de fatores socioculturais na sintomatologia do transtorno de personalidade narcisista. [s16] Uma compreensão mais profunda das moldagens culturais pode contribuir para melhorar os métodos de diagnóstico e tratamento e desenvolver intervenções culturalmente sensíveis.

Influências Culturais no Comportamento Narcisista

Comparação de valores culturais e narcisismo.

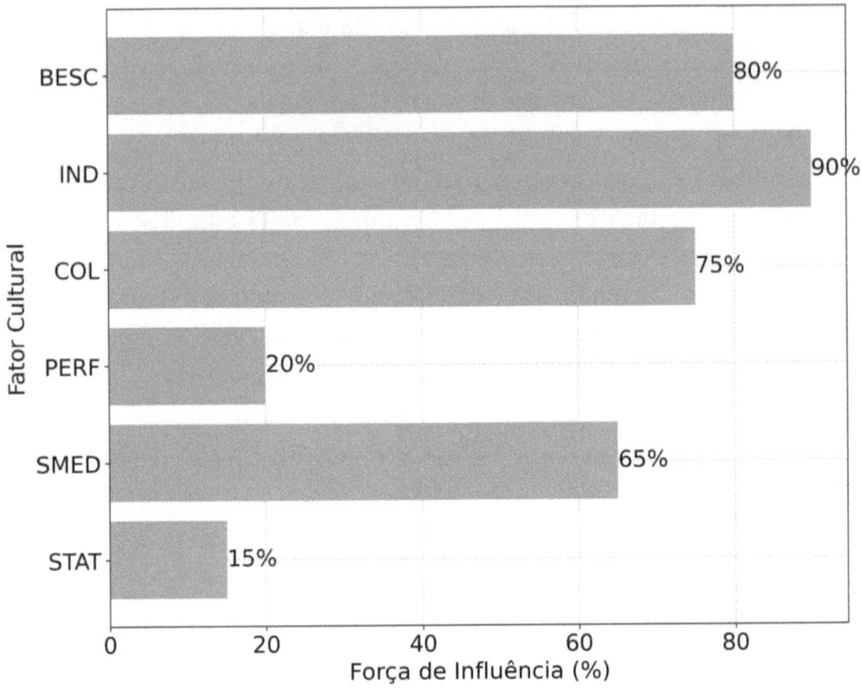

BESC: Modéstia

IND: Individualismo

SMED: Mídia Social

COL: Coletivismo

PERF: Pressão por Desempenho

STAT: Orientação por Status

O individualismo se correlaciona positivamente com tendências narcisistas, enquanto o coletivismo se correlaciona negativamente. Sociedades com foco em desempenho e status parecem reforçar traços narcisistas, enquanto culturas que enfatizam a modéstia e a harmonia social tendem a enfraquecê-los. A influência da mídia social é retratada como um intensificador de comportamentos narcisistas.

Dinâmicas Sociais

Interações sociais de pessoas com transtorno de personalidade narcisista são frequentemente marcadas por padrões específicos. A falta de empatia pode levar a dificuldades em relacionamentos interpessoais e favorecer comportamentos agressivos [s20]. Ao mesmo tempo, a empatia pode atuar como um fator de proteção contra tais tendências [s20]. Isso demonstra a importância do desenvolvimento da capacidade empática no manejo do transtorno. O comportamento social dos afetados é também frequentemente caracterizado por uma discrepância entre ações prosociais e sua motivação. Comportamentos externamente positivos podem ocorrer por motivos egoístas, como a busca por reconhecimento ou a manutenção de uma determinada imagem [s20]. Essa ambivalência dificulta a interpretação de sinais sociais e leva a mal-entendidos na interação com os outros. Compreender essa dinâmica complexa é útil não apenas para os de fora, mas também para o trabalho terapêutico com os afetados. Na terapia, pode-se trabalhar especificamente na melhoria da capacidade empática e no desenvolvimento de motivações autênticas e não instrumentais para comportamentos prosociais [s20]. Outro aspecto das dinâmicas sociais se revela em relação à criminalidade. Estudos demonstram uma relação entre o transtorno de personalidade narcisista e um risco aumentado de comportamento criminoso, especialmente em casos de narcisismo acentuado [s20]. Isso sublinha a relevância do transtorno não apenas para o ambiente individual dos afetados, mas também para a sociedade. Alguém que busca constantemente validação e admiração em interações sociais pode reagir de maneira inadequada a críticas ou rejeições. Um conflito aparentemente trivial pode rapidamente escalar. A compreensão de que traços narcisistas podem aumentar a probabilidade de comportamento criminoso destaca a necessidade de intervenções precoces e medidas terapêuticas adequadas.

Bom saber

Comportamento Prosocial

Ação que visa ajudar ou fazer o bem a outras pessoas. Em pessoas com transtorno de personalidade narcisista, o comportamento prosocial pode frequentemente ser influenciado por motivos egoístas, como o desejo de reconhecimento.

Criminalidade

No contexto do transtorno de personalidade narcisista, a criminalidade refere-se à maior probabilidade de que indivíduos com narcisismo acentuado cometam crimes.

Dinâmica Social do Narcisismo

Influência, alcance e intensidade das interações narcisistas.

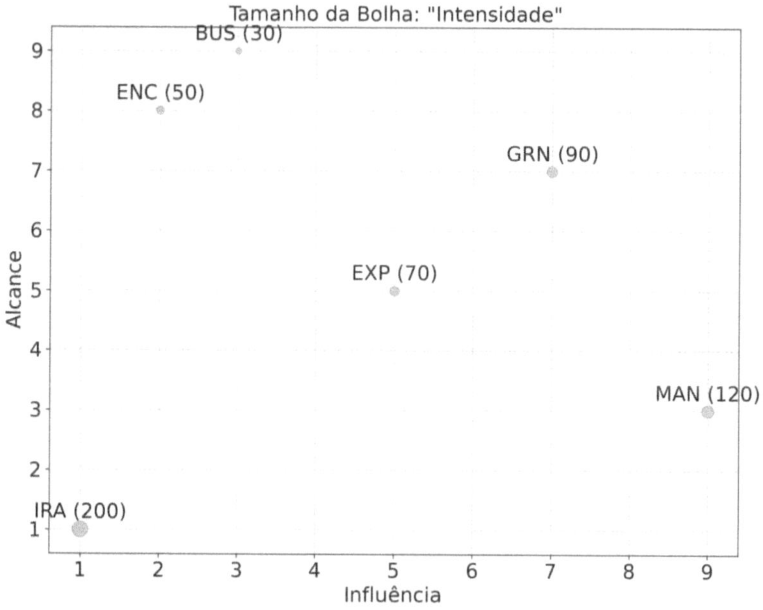

Blasengröße: Intensidade

BUS: Buscador de Atenção

ENC: Encantador

EXP: Explorador

GRN: Grandioso

IRA: Raiva Isolada

MAN: Manipulador

Bolhas maiores indicam interações mais intensas, enquanto sua posição mostra o alcance e a influência do indivíduo. Aglomerados de bolhas sugerem estratégias sociais específicas, como alta influência/baixo alcance representando manipulação focada, enquanto alto alcance/baixa intensidade pode indicar charme superficial usado para gerenciamento de impressão mais amplo. Bolhas distantes de outras podem indicar indivíduos isolados com interações intensas, mas limitadas.

Impactos Sociais

O transtorno de personalidade narcisista (TPN) não afeta apenas os indivíduos, mas também impacta seu ambiente social e a sociedade como um todo. As dificuldades nas relações interpessoais, resultantes da falta de empathie e da tendência a comportamentos manipulativos, sobrecarregam parceiros, familiares, amigos e colegas. [s21] Relações instáveis e conflitos frequentes podem levar à isolamento social dos afetados, ao mesmo tempo em que sobrecarregam emocionalmente o ambiente. No contexto profissional, os impactos também são evidentes: a incapacidade de aceitar críticas construtivas e a expectativa exagerada em relação aos outros podem dificultar a colaboração e resultar em problemas profissionais. [s21] Isso pode levar a conflitos no local de trabalho, perda de emprego e dificuldades financeiras, que, por sua vez, podem sobrecarregar a sociedade devido ao aumento da demanda por benefícios sociais. Outro aspecto social é a alta utilização do sistema de saúde por pessoas com TPN. [s21] A tendência a reações dramáticas e as dificuldades em seguir instruções médicas resultam em visitas mais frequentes ao médico e internações hospitalares, aumentando os custos na saúde. Além disso, a falta de confiabilidade dificulta a construção de uma relação terapêutica, tornando o tratamento do TPN complexo e prolongado. [s21] As diferenças de gênero na sintomatologia também influenciam a percepção social e a abordagem do transtorno. Por exemplo, homens com TPN podem apresentar a inveja como um sinal mais evidente da gravidade do transtorno do que as mulheres. [s22] Isso pode resultar em um reconhecimento e tratamento mais precoces do transtorno em homens devido à manifestação mais acentuada do sintoma de inveja. Os diferentes mecanismos subjacentes ao TPN em homens e mulheres exigem abordagens diagnósticas e terapêuticas diferenciadas para atender às necessidades individuais e evitar a estigmatização social. [s22] Em uma sociedade que depende cada vez mais da

cooperação e da empatia, os impactos do TPN representam uma carga social e econômica relevante. O reconhecimento precoce do transtorno e o desenvolvimento de estratégias eficazes para lidar com os afetados em ambientes pessoais e profissionais são, portanto, de grande importância. Um incentivo direcionado à empatia e à competência social, começando na infância, poderia contribuir a longo prazo para minimizar os impactos sociais do TPN.

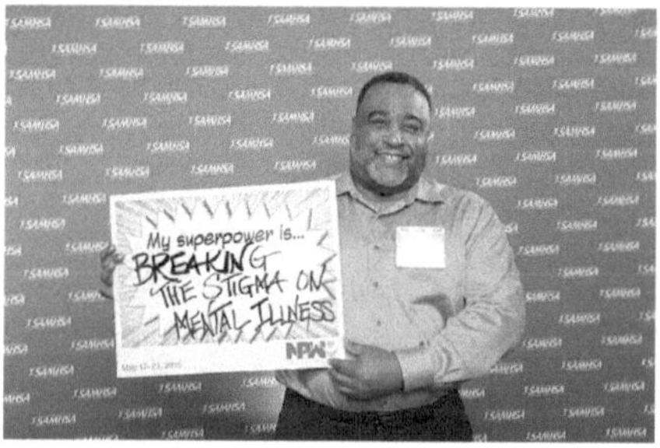

estigmatização [i2]

Bom saber

Estigmatização

A avaliação negativa e discriminação de pessoas com base em certas características ou propriedades. No contexto do TPN, a estigmatização pode levar os afetados a se envergonharem de buscar ajuda ou a serem excluídos por outros.

Manipulativo

Refere-se a comportamentos que visam controlar ou influenciar outras pessoas, muitas vezes por meio de engano ou exploração. No contexto do TPN, comportamentos manipulativos podem ser utilizados para satisfazer as necessidades da pessoa narcisista às custas dos outros.

Impacto Social do Transtorno de Personalidade Narcisista

Impacto em vários domínios sociais

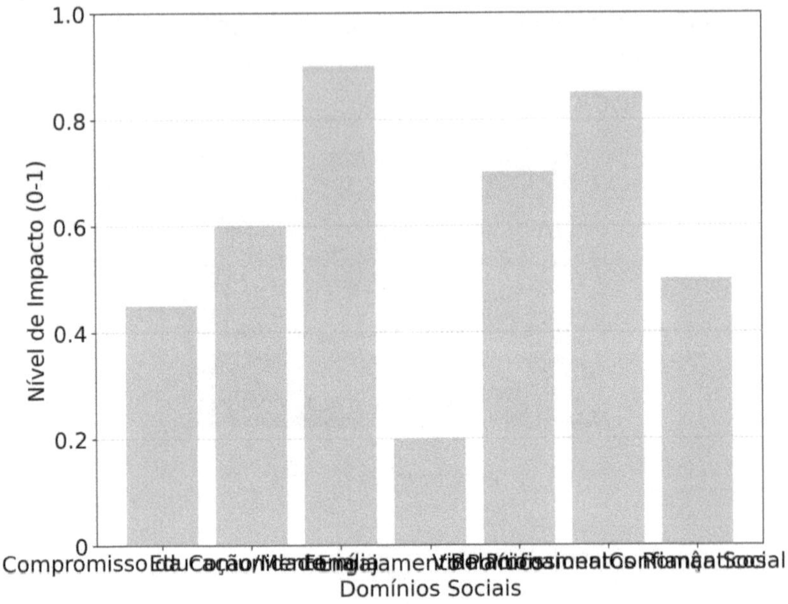

Com: Compromisso da Comunidade

Edu: Educação/Mentoria

Fam: Família

Pol: Engajamento Político

Pro: Vida Profissional

Rom: Relacionamentos Românticos

Tru: Confiança Social

Este gráfico destaca o impacto negativo significativo do TPN em várias esferas sociais. Os relacionamentos interpessoais sofrem muito, como indicado pelo alto impacto na família e nos relacionamentos românticos. A esfera profissional também é consideravelmente afetada, provavelmente devido a dificuldades com colaboração e empatia. Embora a confiança social e o engajamento da comunidade mostrem impacto moderado, isso sugere que o TPN pode corroer a coesão social. O impacto relativamente menor no engajamento político pode ser devido a níveis variados de manifestação do TPN ou pesquisa limitada nesta área. No geral, os dados enfatizam os efeitos generalizados e prejudiciais do TPN em indivíduos e na sociedade.

Conselhos concretos

- Engaje-se em um trabalho voluntário que o ajude a direcionar o foco de si mesmo para os outros.
- Participe de um workshop ou seminário sobre "Comunicação Não Violenta" para aprimorar suas habilidades de comunicação e desenvolver empatia.
- Inicie em seu entorno rodas de conversa sobre os ideais de beleza da sociedade e seu impacto na autoestima.
- Desenvolva uma sensibilidade para formas sutis de narcisismo, observando como as pessoas ao seu redor reagem a elogios e críticas.
- Questione a representação de sucesso e status na mídia e reflita sobre sua influência em seus próprios valores.
- Promova em seu ambiente uma cultura de valorização, onde as forças e fraquezas individuais sejam igualmente reconhecidas.
- Reflita sobre como normas e expectativas sociais influenciam seu próprio comportamento e autopercepção.
- Atue ativamente pela igualdade de gênero, para desconstruir estereótipos de papéis.
- Apoie iniciativas que busquem mais justiça social e igualdade de oportunidades.
- Desenvolva uma atenção para a linguagem que você utiliza e evite expressões que menosprezem ou desvalorizem os outros.
- Crie em seu entorno espaços para conversas abertas e honestas sobre saúde mental.
- Reflita sobre como você pode contribuir para uma sociedade mais inclusiva, que aceite pessoas com diferentes estruturas de personalidade.

Revisão - 1. Manifestações do Transtorno

Os transtornos de personalidade narcisista se manifestam em padrões de comportamento variados e muitas vezes sutis. Eles vão desde uma sensibilidade excessiva à crítica, que pode se manifestar em retraimento ou comportamento agressivo, até uma grandiosa superestimação de si mesmo, acompanhada de uma necessidade excessiva de admiração. Esses comportamentos não apenas sobrecarregam o ambiente das pessoas afetadas, mas também dificultam a construção e a manutenção de relacionamentos saudáveis. Para enfrentar esses desafios, é importante entender as diferentes formas de manifestação do transtorno e desenvolver estratégias para lidar com isso. Um primeiro passo é reconhecer e proteger seus próprios limites. Se você estiver em um relacionamento com uma pessoa de traços narcisistas, preste atenção para não negligenciar suas próprias necessidades. Comunique seus limites de forma clara e direta e não se deixe manipular ou pressionar. Busque apoio de amigos, familiares ou terapeutas profissionais para refletir sobre sua situação e desenvolver opções de ação.

A dificuldade em lidar com personalidades narcisistas muitas vezes reside na discrepância entre a fachada pública e a autoestima frágil que está por trás. Os afetados podem parecer charmosos e carismáticos, mas também podem ser manipuladores e exploradores. Eles tendem a instrumentalizar relacionamentos para atender às suas próprias necessidades de reconhecimento e validação. Portanto, preste atenção a padrões recorrentes na interação. Você é constantemente responsabilizado pelos problemas dos outros? Sente-se emocionalmente esgotado e incompreendido após conversas? Esses sinais podem indicar uma dinâmica não saudável. Tente observar a situação de forma objetiva e não se deixe enganar pelo charme superficial. Documente, se necessário, incidentes concretos para ter uma visão clara da situação. Isso pode ajudá-lo a manter seus limites e se proteger da exploração emocional.

No contexto profissional, o exercício de poder por líderes narcisistas pode levar a um ambiente de trabalho tóxico. Os afetados costumam abusar de sua posição para controlar e intimidar os funcionários. Eles relutam em delegar responsabilidades, reivindicam os sucessos dos outros como seus e reagem de forma sensível à crítica. Se você trabalha em um ambiente assim, é importante não se deixar envolver em jogos de poder. Concentre-se em suas tarefas e documente cuidadosamente suas realizações. Busque intercâmbio com colegas de confiança e não hesite em buscar ajuda profissional se você estiver enfrentando assédio moral ou outras formas de violência psicológica. Aqui também se aplica: estabeleça limites claros e não se deixe intimidar.

Lidar com transtornos de personalidade narcisista é um desafio que deve ser enfrentado tanto no contexto pessoal quanto profissional. Ao entender as diferentes formas de manifestação do transtorno e proteger seus próprios limites, você pode se resguardar de impactos negativos e construir relacionamentos saudáveis. Não se esqueça de que você não está sozinho. Existem numerosos recursos e opções de apoio que podem ajudá-lo a lidar com essa dinâmica complexa. Invista em sua saúde emocional e bem-estar – vale a pena.

2. Narcisismo nas Relações Familiares

Como uma pessoa que se considera o centro do mundo influencia seus familiares mais próximos? Nas famílias, surgem os primeiros e mais marcantes padrões de relacionamento que nos acompanham por toda a vida. Especialmente onde faltam limites saudáveis e a autoestima se torna escassa, frequentemente se desenvolvem feridas que atravessam gerações. Os mecanismos sutis das dinâmicas familiares tóxicas geralmente permanecem não reconhecidos por muito tempo e são transmitidos inconscientemente. O que acontece quando o porto seguro da família se torna a origem de feridas emocionais?

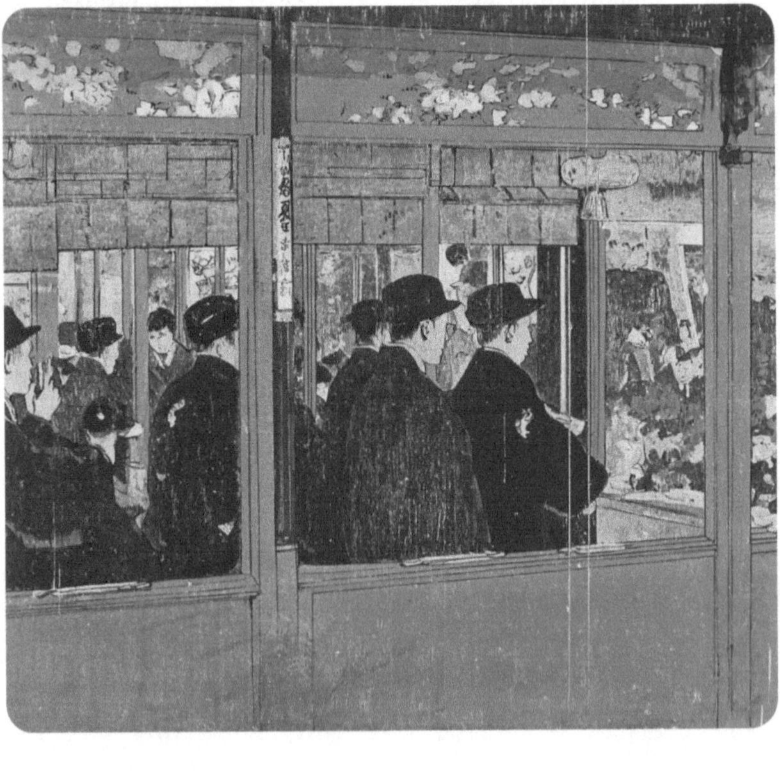

2. 1 Pais Narcisistas

Pais narcisistas moldam seus filhos por meio de uma relação paradoxal de empatia simulada e necessidades emocionais não atendidas. A pressão por desempenho, a busca por reconhecimento e expectativas irreais determinam a relação e frequentemente levam a imagens distorcidas de si mesmos e à desregulação emocional nas crianças. Essa dinâmica influencia de forma duradoura o desenvolvimento da empatia e a formação de relacionamentos interpessoais. A transmissão transgeracional de padrões de comportamento e conflitos não resolvidos perpetua essa problemática ao longo das gerações. Os pais inconscientemente transmitem suas próprias marcas e traumas aos filhos, o que pode resultar em problemas de relacionamento recorrentes e sobrecargas emocionais. Este capítulo ilumina os complexos efeitos de pais narcisistas e oferece insights sobre a origem e as consequências dessa dinâmica familiar. Compreenda os mecanismos para contextualizar suas próprias experiências e encontrar um caminho para relacionamentos mais saudáveis.

Crianças de pais narcisistas aprendem a regular seu valor próprio por meio da validação externa, uma vez que lhes falta o reconhecimento parental.

Padrões de Comportamento Paterno

Pais narcisistas frequentemente demonstram uma relação paradoxal com a empathie [s23]. Eles podem simular empatia quando isso serve aos seus objetivos, mas as verdadeiras necessidades emocionais de seus filhos permanecem insatisfeitas [s23]. Essa aparente contradição molda de forma duradoura a relação pai-filho e leva a dificuldades das crianças em reconhecer e expressar suas próprias emoções [s23]. A relação é frequentemente marcada pela pressão por desempenho e pela busca de reconhecimento paterno, menos pela apoio emocional [s23]. Uma criança que constantemente tenta atender às expectativas irreais de um pai narcisista desenvolve uma autoimagem distorcida, intimamente ligada ao reconhecimento paterno [s23]. Por exemplo, um pai pode esperar que o filho obtenha notas excelentes na escola, não por orgulho pelo desempenho da criança, mas para valorizar seu próprio ego através do sucesso do filho. Essa dinâmica leva à dysregulation na criança e prejudica, a longo prazo, sua capacidade de empatia e a formação de relacionamentos interpessoais [s23]. A incapacidade parental de responder de forma empática às necessidades da criança intensifica a busca por validação externa na idade adulta [s24]. A criança aprende a regular seu valor próprio através do reconhecimento externo, uma vez que a validação parental estava ausente [s24]. As consequências variam de uma autoestima exagerada a sentimentos persistentes de inferioridade [s24]. A superproteção por parte do pai – por exemplo, a intervenção constante em conflitos da criança – pode dificultar o desenvolvimento de uma autoimagem realista e de autodisciplina [s25]. Ao mesmo tempo, a admiração excessiva do pai promove visões de si mesmo irreais, que podem levar a sentimentos de inferioridade no contexto social, quando a realidade não confirma as ideias idealizadas [s25].

Comportamentos Paternais Narcisistas

Distribuição de comportamentos paternais narcisistas.

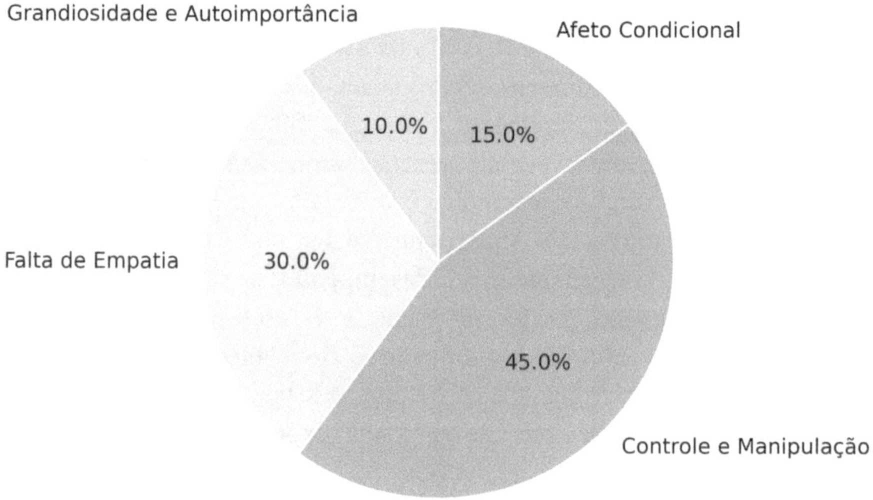

ACE: Afeto Condicional

COM: Controle e Manipulação

FAE: Falta de Empatia

GAI: Grandiosidade e Autoimportância

Este gráfico destaca a prevalência de certos comportamentos narcisistas em pais. O domínio de 'Controle e Manipulação' sugere uma tendência a exercer poder sobre os membros da família. 'Falta de Empatia' ressalta a dificuldade que esses pais têm em entender e responder às necessidades emocionais de seus filhos. Embora 'Afeto Condicional' seja menos proeminente do que o controle, ainda contribui significativamente para um ambiente instável e emocionalmente prejudicial para as crianças. 'Grandiosidade e Autoimportância', embora presente, pode se manifestar de forma mais sutil na dinâmica familiar. No geral, o gráfico pinta um quadro de um ambiente familiar dominado pelas necessidades e ego do pai, potencialmente às custas do bem-estar emocional das crianças.

Transmissão Transgeracional

A transmissão transgeracional descreve a passagem de padrões de comportamento, reações emocionais e conflitos inconscientes através de várias gerações. Os pais não apenas transmitem genes, mas também suas próprias marcas, traumas e conflitos não resolvidos [s26]. Essa transmissão ocorre geralmente de forma inconsciente e se manifesta na maneira como os pais interagem com seus filhos, quais expectativas têm em relação a eles e quais reações emocionais provocam neles [s27]. Uma mãe que, por exemplo, esteve sob a pressão constante de atender às expectativas de sua própria mãe, pode inconscientemente impor exigências semelhantes de desempenho a seu filho [s27]. A experiência de parentificação, na qual as crianças precisam assumir papéis parentais precocemente, também é frequentemente afetada pela transmissão transgeracional [s28]. Se um dos pais foi parentificado na infância, há o risco de que ele imponha expectativas semelhantes a seus próprios filhos, forçando-os a assumir um papel de responsabilidade inadequado para sua idade [s28]. Um ciclo se forma, que pode ter efeitos negativos no desenvolvimento infantil. A percepção da parentificação pela criança, incluindo possíveis benefícios, influencia as consequências a longo prazo para sua saúde mental [s28]. Para romper esse ciclo, é importante tomar consciência da própria história familiar e dos padrões nela contidos. Uma reflexão sobre o próprio comportamento parental e as motivações subjacentes pode ajudar a evitar transmissões negativas e estabelecer novos padrões de relacionamento mais saudáveis.

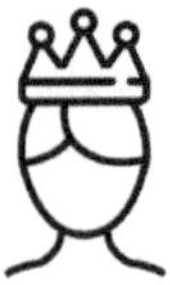

Bom saber

Parentificação

Descreve a situação em que uma criança é forçada a assumir o papel de um dos pais e a responsabilidade pelas necessidades emocionais ou físicas dos pais ou irmãos. Isso pode prejudicar o desenvolvimento infantil e levar a problemas na vida adulta.

Transmissão Transgeracional

Refere-se à passagem de problemas emocionais não resolvidos, comportamentos e traumas de uma geração para a próxima, muitas vezes de forma inconsciente através da educação e interação. Isso pode levar a padrões semelhantes em relacionamentos e na gestão das emoções.

Transmissão Intergeracional de Traços Narcisistas

Correlação entre traços narcisistas parentais e dificuldades de regulação emocional da prole.

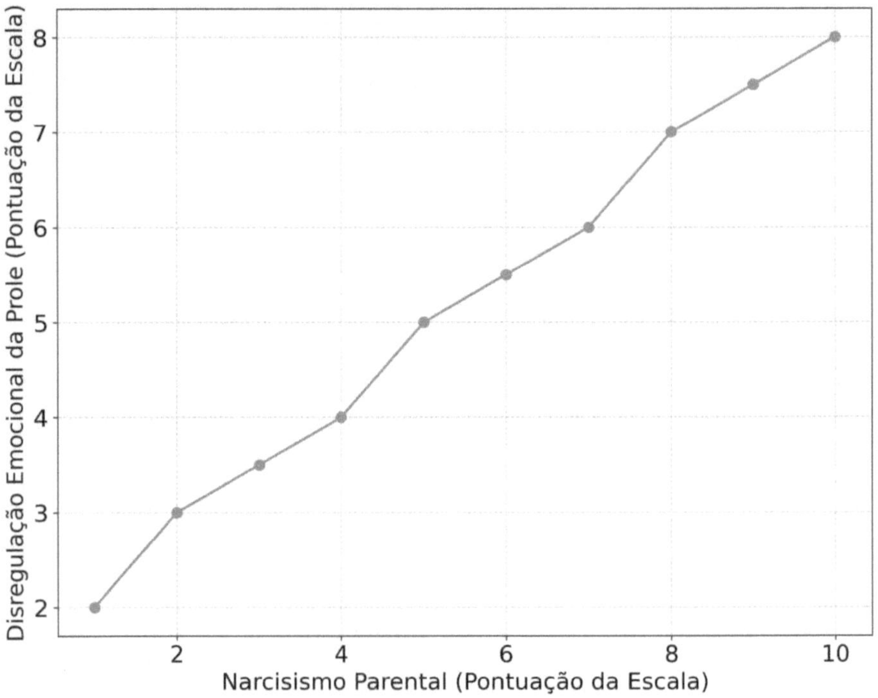

O gráfico indica uma correlação positiva. Níveis mais altos de traços narcisistas nos pais estão associados a maiores dificuldades na regulação emocional dos filhos. Isso sugere que filhos de pais narcisistas podem ser mais suscetíveis a desenvolver desafios no gerenciamento de suas emoções, potencialmente levando a dificuldades nos relacionamentos interpessoais e no bem-estar geral. Mais pesquisas são necessárias para explorar os fatores mediadores e possíveis intervenções.

Conselhos concretos

- Reflita sobre suas memórias de infância relacionadas aos seus pais e anote situações recorrentes que lhe deixaram desconfortável.
- Imagine sua criança interior e considere que tipo de conforto e apoio ela precisa de você como adulto.
- Escreva uma carta para seus pais (sem enviá-la), expressando seus sentimentos e necessidades não atendidas.
- Desenvolva rituais de autocuidado que o ajudem a encontrar estabilidade emocional, como um banho relaxante ou uma caminhada na natureza.
- Visualize-se em uma situação de força e independência em relação à opinião de seus pais.
- Defina seus próprios valores e objetivos de vida, independentemente das expectativas de seus pais.
- Busque contato com pessoas que lhe ofereçam reconhecimento e apoio incondicional.
- Permita-se reconfigurar o relacionamento com seus pais, estabelecendo limites claros e comunicando suas necessidades.
- Aceite que você não pode mudar o passado, mas tem o poder de determinar seu futuro.
- Concentre-se em suas próprias forças e conquistas e celebre-as, independentemente da reação de seus pais.
- Desenvolva compaixão por seus pais e sua própria história, sem desculpar seu comportamento.
- Considere o relacionamento com seus pais como uma oportunidade de aprendizado para crescimento pessoal e autodescoberta.
- Desvincule-se emocionalmente da ideia de que precisa do reconhecimento de seus pais.

2. 2 Impactos nas Crianças

Narcisismo nas relações familiares prejudica massivamente o desenvolvimento infantil. O abandono emocional, a afeição instrumentalizada e o controle excessivo moldam a autoimagem da criança e frequentemente levam a distúrbios de apego, desregulação emocional e mecanismos de enfrentamento disfuncionais. As consequências variam de uma percepção distorcida de si mesmo e falta de empatia até dificuldades em relacionamentos sociais e na saúde mental. Este capítulo ilumina os impactos complexos do narcisismo parental sobre as crianças e abre caminho para uma compreensão mais profunda da problemática.

Para mitigar os efeitos negativos de figuras de referência narcisistas, as crianças precisam aprender a reconhecer, expressar e priorizar suas próprias necessidades, em vez de constantemente subordiná-las às vontades da pessoa narcisista.

Desenvolvimento Emocional

O desenvolvimento emocional de crianças que crescem com cuidadores narcisistas é frequentemente marcado por dificuldades específicas. Um nível excessivo de admiração ou, inversamente, negligência por parte dos pais pode levar a uma autoimagem distorcida. [s29] Assim, as crianças podem desenvolver expectativas irreais sobre si mesmas e sobre os outros. Em vez de aprender empatia e competência social, elas podem desenvolver uma autoestima exagerada, acompanhada de uma falta de empatia. [s30] Isso se manifesta em dificuldades para reconhecer as emoções dos outros e reagir de maneira adequada. Um cuidador narcisista tende a priorizar suas próprias necessidades em detrimento das do filho. As necessidades da criança por apoio emocional e validação muitas vezes não são atendidas de forma adequada. Isso pode levar a uma desregulação emocional, que se manifesta em oscilações de humor extremas, explosões de raiva ou retraimento. [s31] A criança não aprende a regular suas emoções de maneira adequada, pois lhe faltam modelos e apoio necessários. Em vez disso, pode desenvolver mecanismos de enfrentamento disfuncionais, como adaptação excessiva ou comportamento agressivo. Um desenvolvimento emocional saudável requer a capacidade de perceber emoções de forma diferenciada e expressá-las de maneira adequada à situação. Crianças de pais narcisistas frequentemente têm dificuldades em desenvolver essas habilidades. Elas podem, por exemplo, ter dificuldade em permitir sentimentos como tristeza ou medo, escondendo-os atrás de uma fachada de força ou indiferença. A longo prazo, isso pode levar a problemas em relacionamentos interpessoais, na autoestima e na saúde mental. Um apoio precoce por meio de intervenções terapêuticas pode ajudar as crianças a desenvolver estratégias saudáveis de regulação emocional e mitigar os efeitos negativos do narcisismo parental em seu desenvolvimento emocional.

Bom saber

Autoimagem Distorcida

Uma imagem irrealista de si mesmo, frequentemente criada pela manipulação e abuso por parte de um pai narcisista. As crianças podem se perceber como excessivamente importantes ou sem valor, dependendo das oscilações do pai narcisista.

Intervenções Terapêuticas

Tratamentos profissionais que visam aliviar ou curar problemas psicológicos. Intervenções terapêuticas podem ajudar crianças de pais narcisistas a lidar com as consequências emocionais e desenvolver mecanismos de enfrentamento saudáveis.

Impacto no Desenvolvimento Emocional (Pai Narcisista)

Impacto da paternidade narcisista no desenvolvimento emocional das crianças em diferentes domínios.

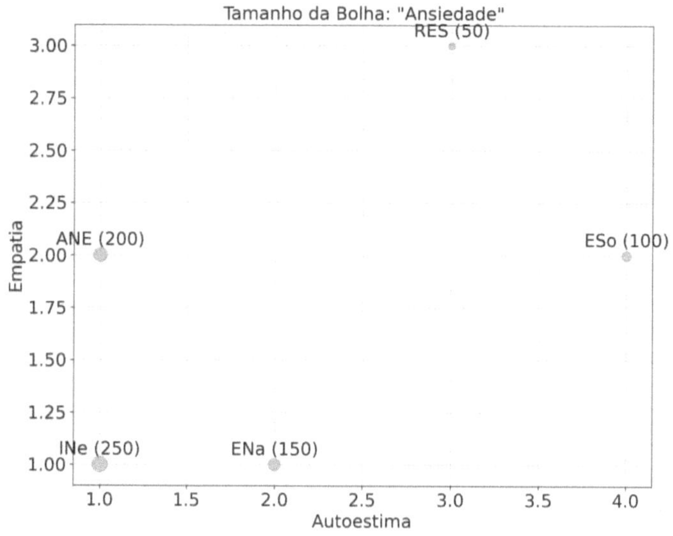

Blasengröße: Ansiedade

ANE: Ansiedade/Negligência Emocional

ENa: Efeitos Narcisistas

ESo: Efeitos Sociais

INe: Negatividade Internalizada

RES: Resiliência

Este gráfico visualiza o impacto potencial da paternidade narcisista no desenvolvimento emocional de uma criança. Bolhas maiores indicam um efeito negativo mais pronunciado. Alta autoestima, juntamente com pouca empatia, sugere uma tendência a traços narcisistas aprendidos com os pais. Por outro lado, baixa autoestima combinada com alta ansiedade aponta para a internalização da negatividade dos pais. O impacto variável em diferentes domínios emocionais destaca os efeitos complexos e diferenciados desse estilo parental.

Distúrbios de Vínculo

O narcisismo parental pode prejudicar gravemente o desenvolvimento infantil e favorecer distúrbios de vínculo. A frustração crônica das necessidades fundamentais de interação mútua e afeto emocional impede a formação de um vínculo seguro. [s32] Em vez de proximidade e segurança saudáveis, a criança experimenta rejeição ou afeto instrumentalizado, que está condicionado. Assim, aprende desde cedo a reprimir suas próprias necessidades e a se adaptar aos caprichos da figura de apego narcisista, a fim de receber pelo menos um mínimo de afeto. Esse esforço de adaptação compromete o desenvolvimento autêntico da criança. Experiências precoces desse tipo moldam a capacidade de relacionamento futura. Negligência, frieza emocional ou até mesmo abuso levam a padrões de vínculo inseguros – seja evitativo ou ansioso-ambivalente. [s32] Uma criança com estilo de apego evitativo reprime suas necessidades de proximidade e evita relacionamentos íntimos, pois teme a rejeição. Por outro lado, uma criança com estilo de apego ansioso-ambivalente se apega e busca constantemente confirmação, pois está insegura sobre a disponibilidade da figura de apego. Ambos os padrões dificultam relacionamentos estáveis e satisfatórios na vida adulta. A criança em desenvolvimento forma uma autoimagem negativa e uma percepção distorcida de relacionamentos. [s33] Ela também espera abuso ou rejeição em relacionamentos futuros e age de acordo. Essas expectativas negativas frequentemente se tornam profecias autorrealizáveis. A falta de proximidade emocional e responsabilidade das figuras de apego também afeta a capacidade de autorregulação. [s33] A criança não aprendeu a lidar com suas próprias emoções, pois não recebeu um espelhamento e apoio adequados. Explosões de raiva, depressão ou o recuo para um mundo de fantasia podem ser as consequências. As experiências negativas na infância se acumulam e intensificam os sintomas de um distúrbio de vínculo. [s33] Elas prejudicam a capacidade de autoreflexão e processamento emocional. Um adolescente que cresceu em uma família marcada pelo narcisismo pode ter dificuldades em reconhecer seus próprios erros, assumir responsabilidades ou se colocar no lugar dos outros. Ele reage em situações de estresse com medo excessivo, agressão ou retraimento. Uma intervenção terapêutica precoce pode ajudar a criança a recuperar experiências de vínculo seguro e desenvolver estratégias de enfrentamento saudáveis. Em terapia, ela pode aprender a perceber e expressar suas próprias necessidades, se autorregular e construir relacionamentos saudáveis. Os pais podem ser apoiados paralelamente a refletir sobre seus próprios padrões narcisistas e mudar seu estilo de criação.

Bom saber

Afeto Instrumentalizado

O afeto que pais narcisistas demonstram a seus filhos é frequentemente condicionado e serve para manipulação. As crianças aprendem a ajustar seu comportamento para receber esse afeto, o que prejudica seu desenvolvimento autêntico.

Autorregulação

Devido à falta de apoio emocional por parte de pais narcisistas, as crianças afetadas têm dificuldades em regular suas emoções. Isso pode levar a explosões de raiva, depressão ou retraimento social.

Distúrbio de Vínculo

Crianças de pais narcisistas frequentemente desenvolvem dificuldades em estabelecer relacionamentos estáveis e saudáveis, pois suas necessidades emocionais não foram adequadamente atendidas na infância. Isso pode se manifestar em padrões de apego inseguros, caracterizados por medo de rejeição ou apego excessivo.

Estilo de Apego Ansioso-Ambivalente

Crianças que desenvolvem um estilo de apego ansioso-ambivalente se apegam às figuras de apego e buscam constantemente confirmação, pois estão inseguras sobre a disponibilidade delas. Elas oscilam entre proximidade e distância.

Impacto do Narcisismo Parental no Apego Infantil

Problemas de Apego por Estilo Parental Narcisista

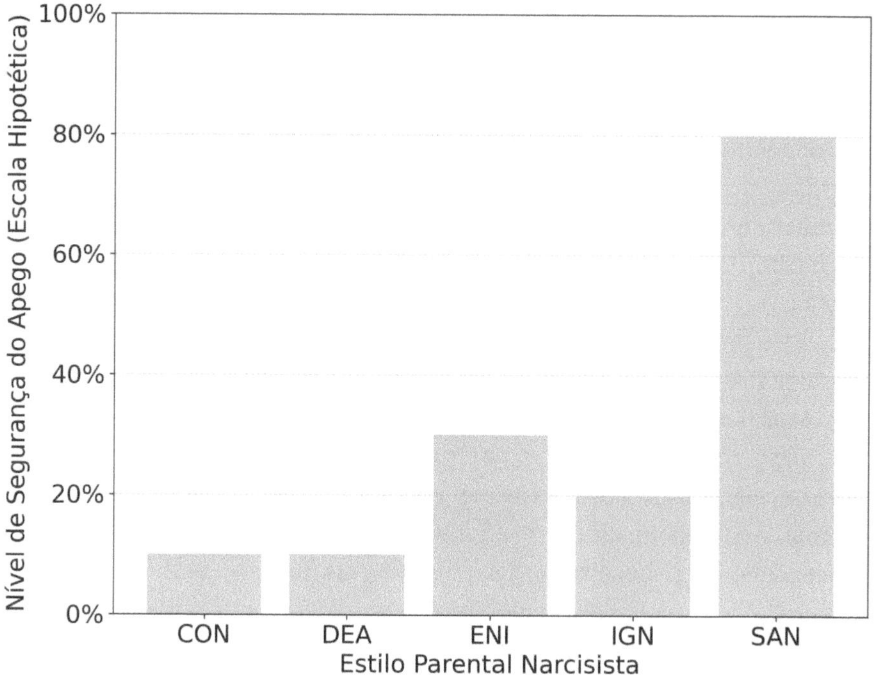

CON: Controlador/Explorador

DEA: Desvalorizador/Abusivo

ENI: Emocionalmente Emaranhado

IGN: Ignorante/Negligente

SAN: Saudável (Comparação)

O gráfico destaca a correlação significativa entre os estilos parentais narcisistas e o desenvolvimento de estilos de apego inseguros em crianças. Filhos de pais negligentes/ignorantes geralmente desenvolvem apegos evitativos, demonstrando desapego emocional. Crianças criadas por pais controladores/exploradores frequentemente exibem apego ansioso-preocupado, marcado pela insegurança e uma necessidade constante de validação. Filhos de pais emocionalmente emaranhados podem exibir um apego desorganizado/temeroso, refletindo uma mistura confusa de busca por proximidade e evitação devido a respostas parentais imprevisíveis.

Estratégias de Enfrentamento

Estratégias de enfrentamento para crianças de famílias com traços narcisistas são essenciais para mitigar os impactos negativos descritos no desenvolvimento emocional e social. Essas estratégias se concentram em ajudar a criança a desenvolver uma autoimagem saudável, regular emoções e se orientar em relacionamentos. Um passo importante é reconhecer e permitir as próprias necessidades e sentimentos. Muitas vezes, essas crianças aprenderam a suprimir suas necessidades em favor do cuidador narcisista. A percepção consciente das próprias emoções, sejam raiva, tristeza ou medo, é a base para um manejo construtivo. Entre outras coisas, manter um diário pode ser útil, onde os sentimentos e pensamentos são registrados. Com isso, as crianças podem aprender a expressar suas emoções de maneira adequada, sem cair em reações extremas como explosões de raiva ou retraimento. Técnicas de relaxamento, como exercícios de respiração ou relaxamento muscular progressivo, podem ajudar a aliviar a tensão emocional. Outro aspecto importante é a construção de uma autoimagem estável, que não dependa do reconhecimento dos outros. Isso significa avaliar realisticamente as próprias forças e fraquezas e aceitar a si mesmo em todas as suas facetas. Autoafirmações positivas, que se concentram em sucessos e qualidades positivas, podem contribuir para fortalecer a autoestima. Finalmente, é importante aprender padrões de relacionamento saudáveis. Isso significa estabelecer limites, comunicar as próprias necessidades e se desvincular de dinâmicas manipulativas. A construção de uma rede de apoio composta por amigos, familiares ou terapeutas pode proporcionar às crianças a segurança e estabilidade necessárias para se distanciar das influências negativas do cuidador narcisista. Assim, elas podem aprender a se comportar de maneira autêntica e orientada para as necessidades nos relacionamentos, em vez de se adaptar constantemente. Os estilos de educação disfuncionais descritos, como a

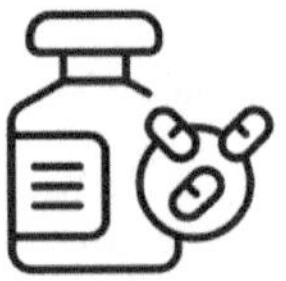

oscilação entre controle excessivo e passividade, podem levar à instabilidade emocional e a padrões de interação evitativos nas crianças. Um apoio direcionado, que inclua elementos psicoeducativos, consistência na educação e técnicas de atenção plena, pode melhorar a relação entre pais e filhos e, a longo prazo, influenciar positivamente o desenvolvimento da criança. Aprender estratégias de enfrentamento é um processo de longo prazo que requer paciência e apoio. No entanto, é um passo essencial para superar os impactos negativos do narcisismo parental e levar uma vida saudável e plena.

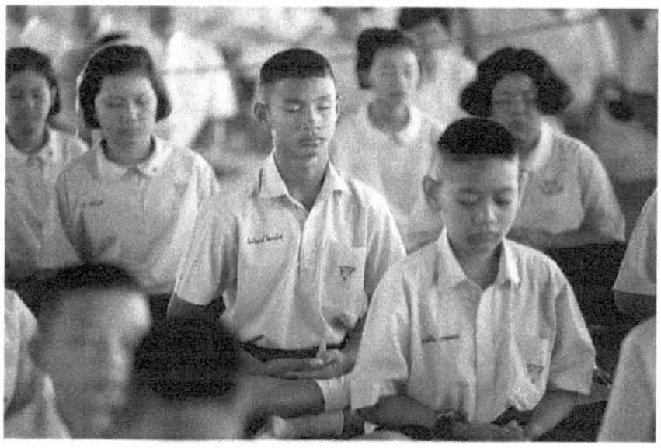

Atenção plena [i3]

Eficácia das estratégias de enfrentamento

Eficácia das estratégias de lidar com o comportamento narcisista.

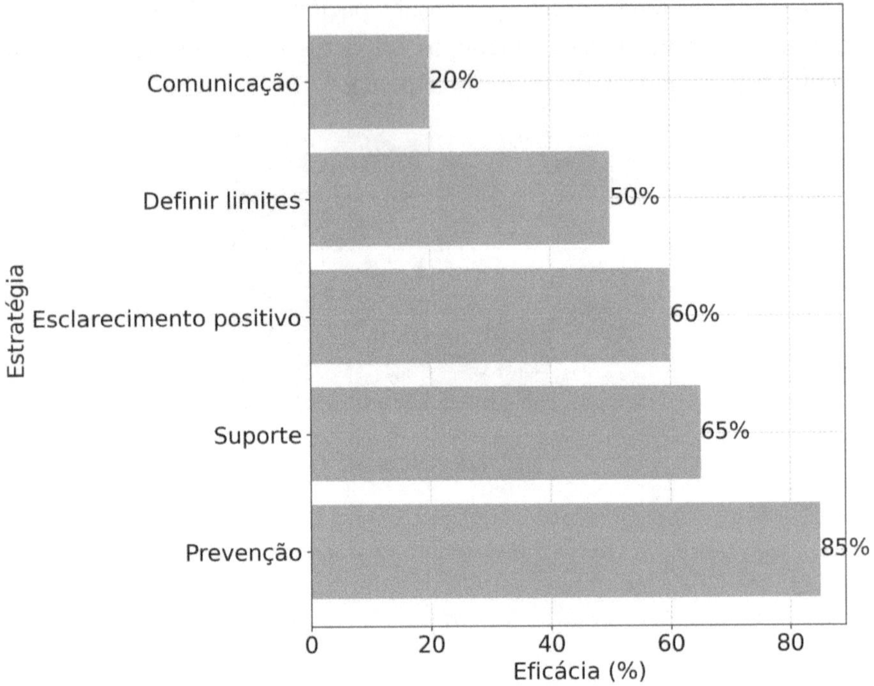

COM: Comunicação

GRZ: Definir limites

POS: Esclarecimento positivo

PRE: Prevenção

SUP: Suporte

O gráfico ilustra a eficácia variável de diferentes estratégias de enfrentamento ao lidar com os efeitos do comportamento narcisista em crianças. Estabelecer limites mostra a maior eficácia, enquanto a prevenção é a menos útil. O apoio emocional e o reforço positivo também são estratégias importantes, mas menos eficazes do que limites claros.

Conselhos concretos

- Crie um espaço seguro para seu filho, onde ele possa expressar todos os sentimentos sem ser julgado.
- Reaja aos sentimentos do seu filho de forma reflexiva, nomeando e validando-os: "Eu vejo que você está bravo agora."
- Ajude seu filho a colocar seus sentimentos em palavras, oferecendo vocabulário apropriado para a idade sobre emoções.
- Desenvolva, junto com seu filho, estratégias para a regulação emocional, como respiração profunda ou desenhar imagens de sentimentos.
- Elogie seu filho por seus esforços e progressos, em vez de apenas avaliar os resultados.
- Fortaleça a autoconfiança do seu filho, atribuindo-lhe tarefas adequadas à sua idade e reconhecendo seus sucessos.
- Ensine seu filho que erros fazem parte do aprendizado e que é normal pedir ajuda.
- Busque apoio em um serviço de orientação educacional ou com um terapeuta para refletir sobre seus próprios padrões de comportamento e aprender novas estratégias.
- Construa uma rede estável de pessoas de apoio para seu filho, como avós, tios/tias ou amigos.
- Incentive seu filho a desenvolver interesses e hobbies que lhe tragam alegria e fortaleçam sua autoestima.
- Seja um modelo autêntico para seu filho em relação ao manejo saudável de sentimentos e relacionamentos.
- Ensine seu filho que ele é valioso e digno de amor, independentemente de seu desempenho ou do comportamento dos outros.

2. 3 Dinâmicas Familiares

Dinamismos familiares em relações narcisistas são moldados por papéis fixos (bode expiatório, filho dourado, facilitador) e hierarquias de poder rígidas. Essas estruturas servem para estabilizar o sistema narcisista, mas frequentemente causam sofrimento, dúvidas sobre si mesmo e sobrecargas psicológicas nos membros da família. A comunicação é frequentemente caracterizada por manipulação, triangulação e bloqueios. Compreender essas dinâmicas é o primeiro passo para reconhecer a própria posição no sistema familiar e minimizar os impactos negativos no bem-estar pessoal. Continue lendo para saber mais sobre os complexos mecanismos em famílias narcisistas e possíveis caminhos para a mudança.

Em sistemas familiares narcisistas, os diferentes papéis que os membros da família assumem (bode expiatório, filho dourado, facilitador) contribuem para manter a dinâmica disfuncional e impedem mudanças positivas.

Padrões de Papéis

Em famílias com transtornos de personalidade narcisista, padrões de papéis rígidos frequentemente se desenvolvem. Os membros da família assumem inconscientemente funções que mantêm o sistema familiar disfuncional. Assim, parceiros ou filhos podem assumir o papel de "bode expiatório", sobre o qual a culpa pelos problemas familiares é projetada [s34]. Ao mesmo tempo, outro membro da família pode assumir o papel de "filho dourado", que é idealizado e tratado de forma preferencial pelo narcisista [s35]. Essa distribuição de papéis serve para estabilizar o sistema narcisista, mas muitas vezes resulta em sofrimento significativo para os afetados. A constante desvalorização do bode expiatório pode levar a dúvidas sobre si mesmo, depressão e ansiedade. O filho dourado, por sua vez, aprende a suprimir suas necessidades e a renunciar à sua própria identidade em favor do reconhecimento pelo narcisista. Essa dinâmica pode resultar em dificuldades em relacionamentos futuros e em um sentimento persistente de inadequação. Um ciclo de idealização e desvalorização, como frequentemente ocorre em tais famílias, dificulta ainda mais para os afetados se libertarem dessas relações destrutivas [s34]. Outro papel que os membros da família podem assumir é o de "facilitador". Facilitadores tentam acalmar o narcisista e evitar conflitos, desculpando seu comportamento ou assumindo a responsabilidade por suas ações. No entanto, esse comportamento reforça o padrão narcisista e impede mudanças. Por exemplo, um facilitador pode encobrir os problemas financeiros causados pelos gastos excessivos do narcisista [s34]. A criação parental desempenha um papel importante no desenvolvimento de traços narcisistas. A superproteção pode dificultar o desenvolvimento de responsabilidade e autonomia, enquanto a admiração excessiva leva a autoimagens irreais [s36]. A indulgência materna pode fazer com que as crianças não aprendam a lidar com limites e desenvolvam uma mentalidade de exigência excessiva [s36]. Compreender esses padrões

de papéis pode ajudar os afetados a reconhecer sua posição dentro do sistema familiar e encontrar caminhos para sair da dinâmica disfuncional.

Bom saber

Indulgência Materna

A indulgência materna no contexto de dinâmicas narcisistas pode significar que um dos pais tolera ou até promove comportamentos inadequados da criança para evitar conflitos ou manipular a criança. Isso pode levar a criança a não aprender a lidar com limites e desenvolver uma mentalidade de exigência excessiva.

Sistema Familiar Disfuncional

Um sistema familiar disfuncional é caracterizado por padrões de comunicação não saudáveis, distribuições rígidas de papéis e dificuldades em lidar com conflitos. Em tal sistema, as necessidades dos membros da família não são atendidas adequadamente, o que pode levar a tensões emocionais e problemas psicológicos. No contexto do transtorno de personalidade narcisista, o sistema familiar é frequentemente dominado pelo narcisista e serve principalmente para manter sua frágil autoestima.

Papéis Familiares em Dinâmicas Familiares Narcisistas

Papéis comuns em famílias afetadas pelo narcisismo.

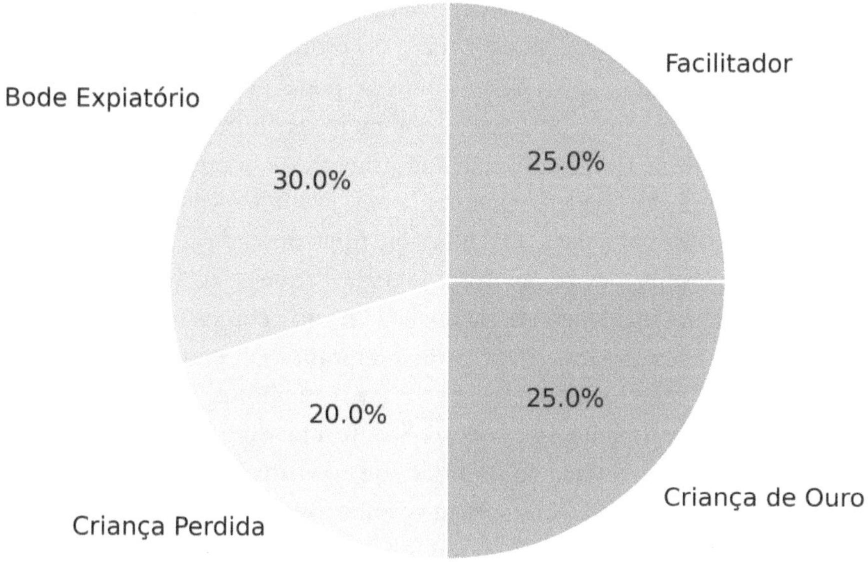

CRI: Criança de Ouro

FAC: Facilitador

EXP: Bode Expiatório

PER: Criança Perdida

Este gráfico destaca a distribuição típica de papéis dentro de uma dinâmica familiar influenciada pelo transtorno de personalidade narcisista. A Criança de Ouro geralmente recebe elogios e atenção excessivos, servindo para fortalecer o ego do narcisista. O Bode Expiatório arca com o peso da negatividade e disfunção da família, tornando-se um alvo de culpa e crítica. A Criança Perdida muitas vezes passa despercebida, tentando evitar conflitos e atenção. O Facilitador, geralmente um cônjuge ou membro próximo da família, facilita o comportamento do narcisista, às vezes sem querer, minimizando ou desculpando suas ações. Esta distribuição enfatiza o desequilíbrio e a natureza disfuncional desses sistemas familiares.

Hierarquias de Poder

Dentro de famílias com transtornos de personalidade narcisista, frequentemente se manifestam hierarquias de poder rígidas que estabilizam o sistema disfuncional e reforçam os padrões de papel. O narcisista geralmente ocupa o topo dessa hierarquia e exerce controle e poder sobre os outros membros da família [s37]. Esse controle pode ser sutil, por meio de manipulação emocional, ou aberto, por meio de intimidação e ameaças. Os demais membros da família se subordinam de acordo com seu papel nessa hierarquia. O "bode expiatório", por exemplo, está na base e é o alvo da agressão narcisista. O "filho ou filha dourada", por outro lado, desfruta de uma posição privilegiada, que, no entanto, está condicionada à lealdade ao narcisista e ao cumprimento de suas expectativas. Essa posição dentro da hierarquia de poder influencia as interações e relacionamentos entre os membros da família. A comunicação geralmente não ocorre de forma direta, mas através do narcisista como a instância central de controle. Isso leva a uma triangulação, onde os relacionamentos entre os membros da família são mediados e manipulados pelo narcisista. Assim, ele pode, por exemplo, incitar conflitos ou colocar os membros da família uns contra os outros para solidificar sua posição de poder. As estruturas de poder rígidas impedem o desenvolvimento saudável da autonomia e da individualidade. As necessidades dos membros da família são subordinadas às necessidades do narcisista. Romper essa hierarquia e os padrões de papel associados é frequentemente punido com a retirada de amor ou outras sanções. Para quebrar esse ciclo, é importante para os afetados entenderem os mecanismos de exercício de poder e se desvincularem gradualmente da dependência do narcisista. Um primeiro passo pode ser reconhecer a própria posição dentro do sistema e refletir sobre os comportamentos disfuncionais associados. Entre outras coisas, a construção de uma rede de apoio fora

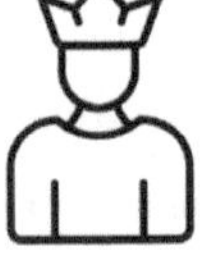

da família pode ser útil para aprender novos padrões de relacionamento e fortalecer a própria autoeficácia.

Bom saber

Autoeficácia

A autoeficácia, ou seja, a confiança na própria capacidade de alcançar objetivos e enfrentar desafios, pode ser fortemente prejudicada em pessoas que cresceram em famílias com transtornos de personalidade narcisista. Através da constante desvalorização e controle por parte do narcisista, elas frequentemente desenvolvem dúvidas sobre si mesmas e uma baixa autoestima.

Sistemas Disfuncionais

Em famílias com transtorno de personalidade narcisista, frequentemente se observam sistemas disfuncionais, caracterizados por regras rígidas, expectativas não ditas e padrões de comunicação não saudáveis. Esses sistemas muitas vezes servem para atender às necessidades do narcisista e garantir sua posição de poder, enquanto as necessidades de outros membros da família são negligenciadas.

Dinâmica de Poder em Sistemas Familiares Narcisistas

Distribuição de poder dentro de uma família afetada pelo narcisismo.

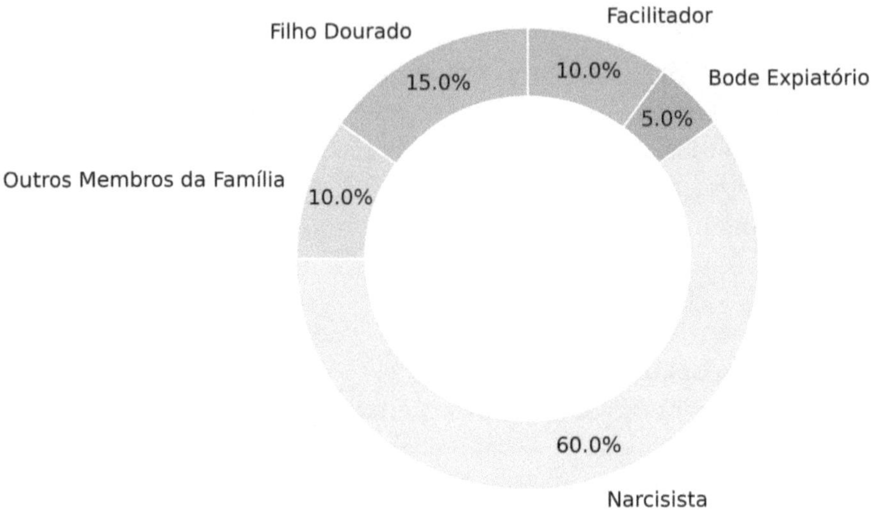

BE: Bode Expiatório

FAC: Facilitador

FD: Filho Dourado

NAR: Narcisista

OMF: Outros Membros da Família

Este gráfico visualiza o desequilíbrio de poder típico em famílias onde o transtorno de personalidade narcisista está presente. O narcisista detém uma parcela desproporcionalmente grande do poder, muitas vezes controlando recursos, narrativas e respostas emocionais. Os membros da família podem adotar papéis de sobrevivência (por exemplo, facilitador, bode expiatório, filho dourado) com poder limitado, impactando seu bem-estar individual e a dinâmica familiar como um todo. Esta visualização enfatiza a distribuição desigual de poder e controle, uma característica fundamental desses sistemas familiares.

Bloqueios de Comunicação

Bloqueios de comunicação surgem em famílias com transtornos de personalidade narcisista devido aos rígidos padrões de papel e hierarquias de poder. A comunicação dentro do sistema é controlada e manipulada pelo narcisista, levando a padrões de troca indiretos e dysfuncionais. Não é raro que membros da família sejam colocados uns contra os outros pelo narcisista, tornando quase impossível uma comunicação aberta e honesta. Essa triangulação serve para a manutenção do poder do narcisista e impede a formação de relacionamentos autênticos entre os outros membros da família. Uma criança que cresce com um pai narcisista experimenta essas perturbações de comunicação de forma particularmente intensa. Ela aprende cedo que suas necessidades e sentimentos não importam e que é responsável pelo bem-estar emocional do pai. Comportamentos agressivos por parte do pai narcisista intensificam essa experiência e levam a traumas e dificuldades psicológicas na criança. Para se proteger de mais dor, a criança pode desenvolver uma distância emocional em relação ao pai e reduzir a comunicação ao mínimo. A compreensão dos comportamentos narcisistas do pai pode ajudar a criança a desenvolver estratégias de enfrentamento e a superar gradualmente os bloqueios de comunicação. Em relacionamentos com parceiros narcisistas, padrões de comunicação semelhantes também ocorrem. As exigências excessivas por tratamento especial e a falta de empatia do narcisista levam à instabilidade e conflitos. Um ciclo de idealização e desvalorização marca o relacionamento e dificulta uma comunicação construtiva. Reações hipersensíveis a supostas ofensas e um constante sentimento de paranoia contribuem ainda mais para a perturbação da comunicação. Os afetados frequentemente se sentem incompreendidos e desvalorizados. Eles aprendem a colocar suas próprias necessidades em segundo plano e a se adaptar às expectativas do narcisista para evitar conflitos. Isso leva, a longo prazo, a uma perda de autoestima e autonomia. Assim, um parceiro pode encobrir os gastos excessivos do parceiro narcisista para evitar sua raiva e manter a paz familiar. Esse comportamento, também chamado de enabling, reforça os padrões narcisistas e impede uma mudança na dinâmica disfuncional. Para romper esse ciclo, é essencial entender os mecanismos da comunicação narcisista e se empenhar ativamente por uma mudança. A construção de uma rede de apoio fora da família pode ajudar os afetados a aprender novos padrões de comunicação e fortalecer sua autoeficácia. A reflexão sobre os próprios comportamentos e o desenvolvimento de estratégias de autocuidado são outros passos importantes rumo a uma comunicação mais saudável e relacionamentos satisfatórios. A percepção de que opiniões e conselhos de especialistas são frequentemente desvalorizados ou ignorados pelo narcisista também pode ser útil. Isso explica por que tentativas de levar o narcisista a mudar frequentemente falham. Em vez disso, é aconselhável focar nas próprias necessidades e limites e se libertar da dependência do narcisista.

Bom saber

Dysfuncionais

Padrões de comunicação disfuncionais em famílias com membros narcisistas são caracterizados por mensagens indiretas, manipulativas e pouco claras. Esse tipo de comunicação muitas vezes serve para exercer poder, evitar responsabilidades e manter conflitos, em vez de buscar soluções construtivas ou expressar sentimentos genuínos.

Hipersensíveis

No contexto dos transtornos de personalidade narcisista, a hipersensibilidade refere-se a reações exageradas a críticas ou rejeições. Narcisistas podem interpretar críticas mínimas como ataques pessoais e reagir com raiva, defesa ou contra-ataques. Essa hipersensibilidade dificulta a comunicação e a construção de relacionamentos saudáveis.

Triangulação

No contexto das dinâmicas familiares narcisistas, a triangulação descreve uma estratégia manipulativa em que o narcisista envolve um terceiro membro da família em conflitos para exercer controle e poder, enfraquecendo os relacionamentos dos outros. Isso impede a comunicação direta e promove dependências em relação ao narcisista.

Bloqueios de comunicação e escalada de conflitos

Correlação entre bloqueios de comunicação e intensidade de conflitos em famílias afetadas por transtorno de personalidade narcisista.

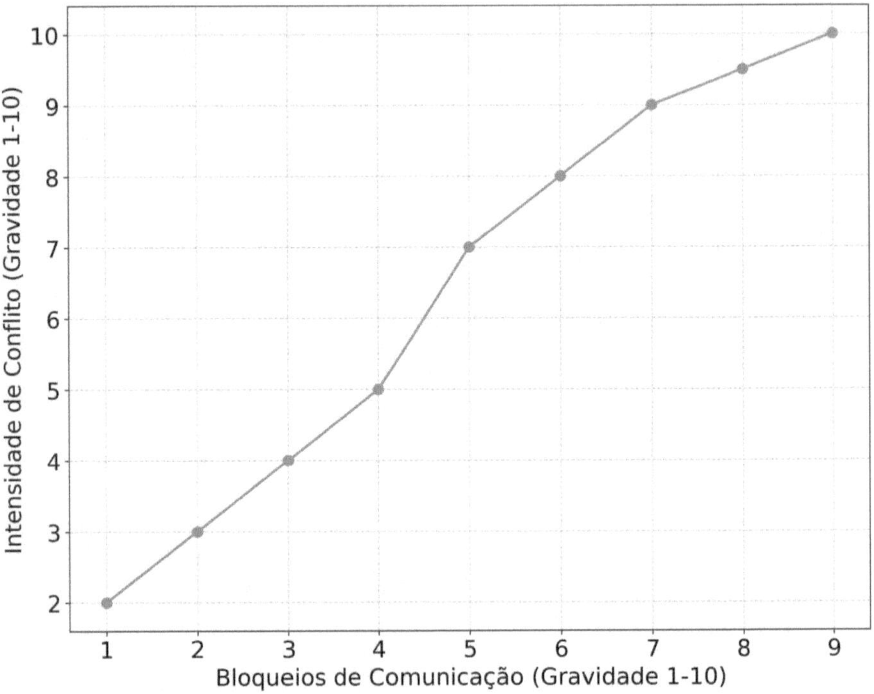

O gráfico demonstra uma forte correlação positiva entre bloqueios de comunicação e a intensidade dos conflitos. À medida que a comunicação se torna mais restrita e disfuncional, o conflito aumenta significativamente. Isso sugere que a comunicação aberta e honesta é crucial para mitigar conflitos, particularmente em famílias que lidam com os desafios do transtorno de personalidade narcisista. A inclinação da curva indica que mesmo pequenos aumentos nos bloqueios de comunicação podem levar a aumentos desproporcionalmente grandes na intensidade do conflito.

Conselhos concretos

- Coloque-se na posição de cada membro da família para entender melhor seus motivos e necessidades.
- Desenvolva uma 'constituição familiar' própria com regras claras para uma comunicação respeitosa e para lidar com conflitos.
- Quebre o ciclo da triangulação, falando diretamente com a pessoa afetada, em vez de falar sobre o narcisista.
- Crie um espaço pessoal onde você possa recarregar suas energias e fortalecer sua estabilidade emocional.
- Utilize formas de expressão criativa, como pintura, escrita ou música, para processar seus sentimentos e experiências.
- Identifique seus próprios padrões de comportamento não saudáveis ao lidar com o narcisista e desenvolva alternativas.
- Pratique dizer 'não' sem se sentir culpado ou precisar justificar.
- Desenvolva uma autoestima forte, que seja independente do reconhecimento do narcisista.
- Busque aliados dentro ou fora da família que possam apoiá-lo em seu processo.
- Concentre-se no presente e no futuro, em vez de permanecer no passado.
- Celebre suas pequenas conquistas e progressos rumo a uma dinâmica familiar mais saudável.
- Permita-se buscar ajuda profissional para entender e lidar com as dinâmicas complexas.
- Cultive relacionamentos fora da família de forma consciente, positiva e nutritiva.

Revisão - 2. Narcisismo nas Relações Familiares

O narcisismo nas relações familiares apresenta desafios imensos para os afetados. A dinâmica é marcada por desigualdades de poder, comunicação manipulativa e padrões de papel rígidos, que podem prejudicar o bem-estar emocional de todos os membros da família. Crianças de pais narcisistas frequentemente crescem em um ambiente onde suas necessidades são negligenciadas e seus sentimentos são instrumentalizados. Isso pode levar a distúrbios de apego, dificuldades com a autorregulação e uma percepção distorcida de si mesmas. Parceiros de narcisistas também costumam vivenciar um ciclo de idealização e desvalorização, que resulta em dependência emocional e perda de autoestima. Reconhecer esses padrões disfuncionais é o primeiro passo para a mudança.

Para contrabalançar os efeitos negativos do narcisismo na família, é importante desenvolver estratégias de enfrentamento. Como filho de um pai narcisista, você pode aprender a perceber e aceitar suas próprias necessidades e sentimentos. Mantenha um diário para refletir sobre suas emoções e encontrar formas saudáveis de expressá-las. Busque apoio de amigos, familiares ou um terapeuta. Construir uma autoestima estável, que não dependa do reconhecimento externo, também é fundamental. Concentre-se em suas forças e aceite suas fraquezas. Como parceiro de um narcisista, é importante estabelecer limites claros e preservar sua autonomia. Aprenda a reconhecer padrões de comunicação manipulativa e a se distanciar deles. A ajuda profissional pode auxiliá-lo a entender a dinâmica do relacionamento e a aprender novos comportamentos saudáveis.

Os desafios na implementação dessas estratégias não devem ser subestimados. A confrontação com comportamentos narcisistas pode ser dolorosa e gerar resistência. Recaídas em antigos padrões são normais e não devem desmotivá-lo. Seja paciente consigo mesmo e busque apoio continuamente. É especialmente importante estabelecer metas realistas. Uma mudança completa do membro da família narcisista é improvável. Em vez disso, concentre-se em melhorar sua própria situação e proteger seu bem-estar. Libertar-se da dependência do narcisista é um processo que requer tempo e energia. Pode ser útil buscar apoio profissional para fortalecer seus recursos e ganhar novas perspectivas.

Lidar com o narcisismo nas relações familiares é uma tarefa complexa que exige coragem e perseverança. No entanto, é possível minimizar os efeitos negativos e levar uma vida plena. Ao levar a sério suas próprias necessidades e limites, aprender padrões de comunicação saudáveis e buscar apoio, você pode superar a dinâmica familiar disfuncional e encontrar mais estabilidade emocional e bem-estar. Não se esqueça: seu bem-estar é prioridade. Invista em si mesmo e em seu futuro.

3. Abuso Narcisista

Como reconhecer quando a afeição e a admiração se tornam uma dinâmica destrutiva? Em muitos relacionamentos, desenvolvem-se padrões de comportamento sutis que minam sistematicamente a autoestima do parceiro. O que inicialmente parece ser uma atenção intensa pode se transformar em um sistema elaborado de controle e manipulação. As fronteiras entre amor e exercício de poder muitas vezes se tornam difusas de forma insidiosa. Neste capítulo, iluminamos os mecanismos ocultos que as vítimas muitas vezes só reconhecem quando o dano emocional já ocorreu.

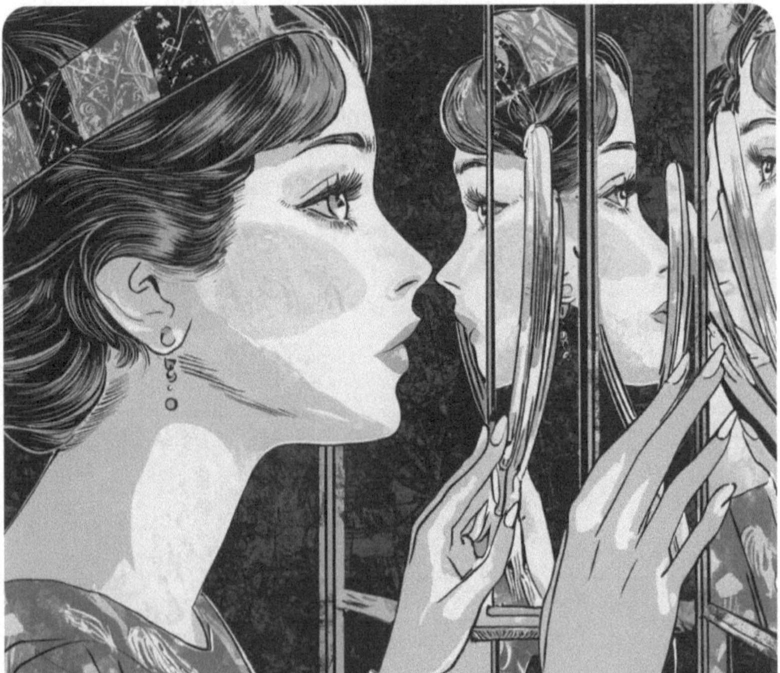

3. 1 Formas de Abuso

Este capítulo explora as formas de abuso no contexto de relacionamentos narcisistas e suas consequências. A violência psicológica, que varia de desvalorizações sutis a desprezo aberto, visa a destruição sistemática da autoestima. O isolamento social, uma técnica de manipulação pérfida, intensifica a dependência e dificulta a saída do relacionamento tóxico. Descubra mais sobre a dinâmica desses padrões de abuso e suas consequências devastadoras.

> *O abuso narcisista isola as vítimas social e emocionalmente, tornando-as dependentes e mantendo o abuso invisível.*

Violência Psicológica

A violência psicológica é uma característica comum em relacionamentos com pessoas que sofrem de transtorno de personalidade narcisista. Essa forma de violência se manifesta de maneira mais sutil do que a violência física e frequentemente deixa cicatrizes profundas e invisíveis. Ela serve para controle e manipulação, visando destruir sistematicamente a autoestima da vítima. [s38] As táticas variam de provocações sutis e desmerecimentos a desprezo aberto e ameaças. As vítimas enfrentam críticas constantes, são manipuladas – sua percepção da realidade é questionada – e isoladas de seu círculo social. Um parceiro, por exemplo, proíbe o outro de encontrar certos amigos, controla suas finanças ou monitora a comunicação. A dysregulation do narcisista frequentemente resulta em explosões de raiva e cenas dramáticas, que sobrecarregam e intimidam a vítima. [s39] Essas experiências podem levar a sérios problemas psicológicos, como transtornos de ansiedade, depressão e transtorno de estresse pós-traumático. Pesquisas mostram uma correlação entre características narcisistas e violência psicológica, especialmente na forma de violência de intimidade. [s40] Narcisistas vulneráveis, que escondem uma profunda insegurança sob sua fachada grandiosa, tendem a exibir uma maior propensão à violência psicológica do que os narcisistas grandiosos. [s40] É interessante notar que estudos demonstram uma correlação entre narcisismo e violência psicológica ou cibernética, mas não encontraram uma relação significativa com a violência física. [s40] Uma possível razão para isso é o uso intensificado de questionários de auto-relato nos estudos, que podem distorcer os resultados. [s40] Além disso, experiências na infância, como negligência emocional e abuso, desempenham um papel significativo no desenvolvimento de características de personalidade narcisista. [s41] Essas Experiências Adversas na Infância (ACEs) podem intensificar o surgimento do narcisismo em famílias disfuncionais, marcadas pela

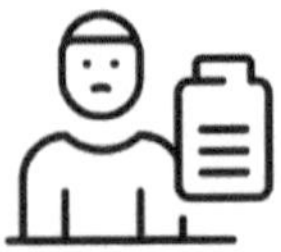

pobreza e conflitos. [s41] Pais que, por um lado, elogiam excessivamente seu filho e, por outro, o criticam severamente, promovem o desenvolvimento de um narcisismo grandioso, enquanto abuso e negligência estão mais associados ao narcisismo vulnerável. [s41] Os déficits emocionais resultantes e as estratégias de enfrentamento não saudáveis podem levar a vários transtornos de personalidade, incluindo o transtorno de personalidade narcisista. [s41] Compreender essas complexas interações é crucial para reconhecer a dinâmica da violência psicológica em relacionamentos com pessoas narcisistas e oferecer apoio adequado às vítimas.

Bom saber

Experiências Adversas na Infância (ACEs)

Experiências traumáticas na infância, como abuso, negligência ou crescimento em um ambiente familiar disfuncional. ACEs podem impactar de forma duradoura o desenvolvimento emocional e psicológico de uma criança e aumentar o risco de desenvolvimento de transtornos de personalidade, incluindo o transtorno de personalidade narcisista, na idade adulta.

Narcisistas Vulneráveis

Ao contrário dos narcisistas grandiosos, que se apresentam como autoconfiantes e dominantes, os narcisistas vulneráveis se caracterizam por uma autoestima frágil e alta sensibilidade à crítica. Eles tendem a recorrer a manipulação encoberta e chantagem emocional para satisfazer suas necessidades e obter validação.

Violência de Intimidade

Violência exercida no contexto de um relacionamento íntimo. Ela abrange várias formas de abuso, incluindo violência psicológica, física e sexual. No contexto do transtorno de personalidade narcisista, a violência de intimidade pode ser utilizada como um meio de controle e exercício de poder, tornando a vítima emocionalmente dependente e isolada.

Formas de Abuso Emocional (Contexto do Transtorno de Personalidade Narcisista)

Distribuição de táticas de abuso emocional.

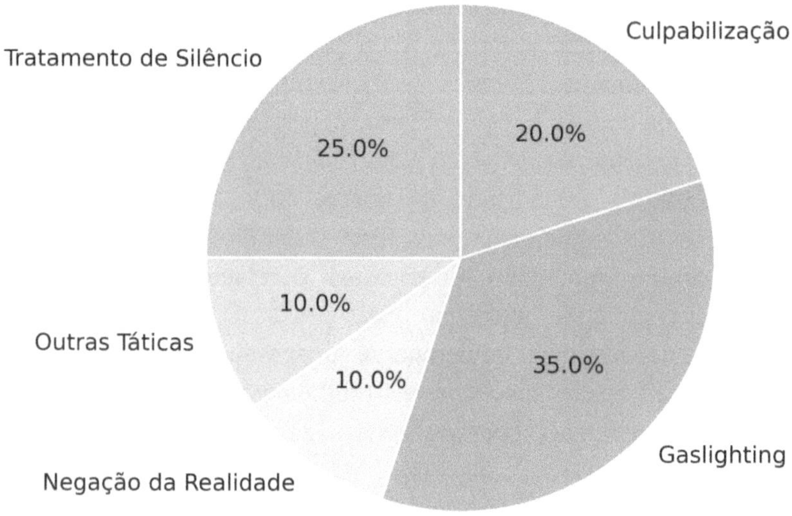

CUL: Culpabilização

NEG: Negação da Realidade

SIL: Tratamento de Silêncio

GAS: Gaslighting

OUT: Outras Táticas (por exemplo, menosprezar, envergonhar)

O gráfico destaca a prevalência de Gaslighting como uma tática principal, sugerindo uma manipulação deliberada da percepção da realidade da vítima. Embora o Tratamento do Silêncio e a Culpabilização representem porções significativas, a presença de outras táticas ressalta a natureza multifacetada do abuso emocional neste contexto. A combinação dessas táticas pode criar um ambiente profundamente prejudicial e confuso para a vítima.

Isolamento Social

O isolamento social é uma técnica de manipulação comum em relacionamentos com pessoas de traços narcisistas. A pessoa afetada é gradualmente separada do ambiente familiar, o que aumenta sua dependência do parceiro e a enfraquece emocionalmente. Esse isolamento pode assumir várias formas: a pessoa é mantida afastada de amigos e familiares, enquanto o parceiro desmerece relacionamentos ou provoca brigas. Atividades em conjunto são reduzidas, hobbies são questionados ou o contato com colegas de trabalho é sabotado. Assim, a pessoa afetada se torna cada vez mais dependente do parceiro como sua única referência. Isso não apenas dificulta a percepção do abuso, mas também a posterior desvinculação do relacionamento. Por exemplo, se a pressão no ambiente familiar aumenta para terminar o relacionamento, a pessoa afetada carece de apoio para dar esse passo. O isolamento também intensifica a dependência emocional e a sensação de impotência. A pesquisa destaca que, especialmente mulheres mais jovens, são mais afetadas por tais tentativas de isolamento e, assim, manipuladas em relacionamentos. Além disso, bloqueios emocionais, que ocorrem tanto em vítimas de abuso narcisista quanto em pessoas com transtornos de personalidade, podem agravar ainda mais o isolamento e dificultar a saída. O recolhimento interior e a dificuldade em expressar sentimentos impedem a confiança em outros e a busca por ajuda. A combinação de isolamento social e inibição emocional gera uma espiral de dependência e intensifica a impotência da vítima.

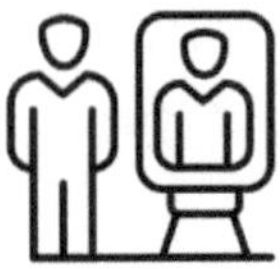

Espiral de Dependência

A espiral de dependência descreve o processo em que a vítima se torna cada vez mais dependente do narcisista devido às manipulações. O isolamento, a dependência emocional e a impotência se reforçam mutuamente, tornando cada vez mais difícil para a vítima se desvincular do relacionamento.

Manipulação

Manipulação é uma forma de abuso em que o narcisista tenta controlar o pensamento, os sentimentos e as ações da vítima para satisfazer suas próprias necessidades. Isso geralmente acontece de forma sutil e insidiosa, de modo que a vítima inicialmente não reconhece a manipulação.

Táticas de Isolamento Social

Frequência de táticas de isolamento usadas por narcisistas.

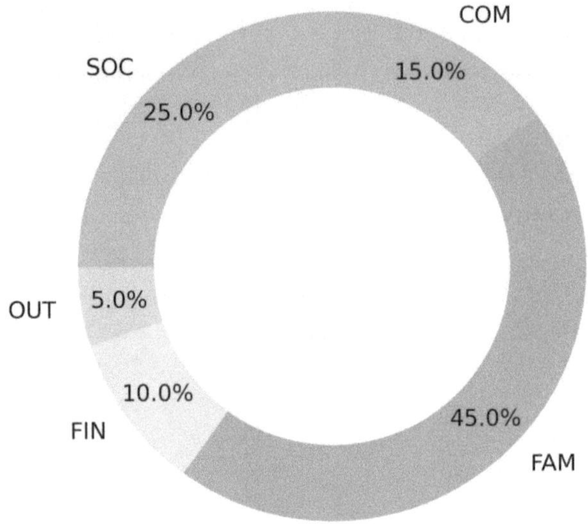

COM: Manipulando a comunicação (telefone, e-mail)

FAM: Controlando o acesso à família/amigos

FIN: Criando dependência financeira

OUT: Outro (por exemplo, realocação, sabotagem)

SOC: Restringindo compromissos sociais

Controlar o acesso a amigos e familiares representa a maior parte das táticas empregadas, destacando o foco do narcisista em limitar os sistemas de apoio externo. Restringir os compromissos sociais e manipular a comunicação contribuem ainda mais para o isolamento da vítima, demonstrando um padrão de controle e domínio. A dependência financeira reforça esse isolamento, limitando a autonomia da vítima e as opções de fuga.

Conselhos concretos

- Vincule as formas de abuso vivenciadas a sensações corporais concretas para aguçar sua percepção.
- Desenvolva um sistema de alerta precoce para manipulação narcisista, analisando suas reações típicas em situações abusivas.
- Utilize as descobertas sobre suas próprias vulnerabilidades para fortalecer sua resistência a táticas manipulativas.
- Pergunte a si mesmo: "O que eu diria a um amigo que está na mesma situação?" e siga esse conselho.
- Desenvolva um kit de emergência com afirmações positivas, citações inspiradoras e fotos de pessoas que lhe dão força.
- Visualize seu caminho para fora do relacionamento tóxico e registre os passos individualmente.
- Escolha um objeto simbólico que o lembre de sua força e valor e carregue-o com você.
- Desenvolva um mantra que o ajude a reencontrar sua calma e força interior em momentos difíceis.
- Defina seus limites pessoais e comunique-os de forma clara e direta, mesmo que isso seja difícil para você.
- Pratique acalmar-se e regular suas emoções, por exemplo, através da respiração consciente ou relaxamento muscular progressivo.
- Recompense-se por cada passo que você dá para sair da dinâmica tóxica, não importa quão pequeno seja.
- Lembre-se sempre: você não está sozinho e há pessoas que podem ajudá-lo.

3. 2 Estratégias do Agressor

O abuso narcisista baseia-se em estratégias deliberadas do agressor, que sistematicamente desestabilizam e controlam a vítima. Gaslighting, manipulação e a criação de dependência são apenas alguns dos mecanismos que levam à distorção da realidade e à desestabilização emocional. Essas táticas atacam a autoestima da vítima e dificultam a libertação da relação tóxica. As consequências variam de dúvidas sobre si mesmo e perda da capacidade de julgamento até isolamento social e dependência financeira. Reconhecer essas estratégias é o primeiro passo para recuperar o controle e a autodeterminação. Compreenda os mecanismos do abuso narcisista e ganhe a força para se proteger.

A tática manipulativa dos agressores de distorcer a realidade da vítima serve para criar dependência e manter a dinâmica tóxica.

Gaslighting Mecanismos

Gaslighting tem como objetivo distorcer a percepção da realidade da vítima. O agressor manipula a vítima questionando sistematicamente suas memórias, pensamentos e percepções. [s42] Isso pode ocorrer através da negação de eventos passados, por exemplo, o agressor afirma que nunca disse ou fez algo, embora a vítima se lembre claramente. Outra tática é inverter os fatos, onde a culpa pelas agressões é atribuída à vítima. O agressor argumenta que a vítima o provocou ou é responsável pela escalada. [s42] Essa constante contestação da própria percepção leva a vítima a dúvidas e inseguranças. Ela começa a duvidar de sua própria sanidade e perde a confiança em seu julgamento. Além desses ataques diretos à percepção da vítima, formas mais sutis de manipulation também podem ser empregadas. Por exemplo, os agressores podem desvalorizar ou trivializar os sentimentos da vítima. Afirmações como "Você é muito sensível" ou "Você está exagerando" servem para deslegitimar a reação emocional da vítima e a deixar ainda mais insegura. [s43] Esse abuso emocional também pode ser intensificado pela isolamento. O agressor tenta destruir a rede social da vítima, minando seus contatos com amigos e familiares. [s43] O aumento do isolamento leva a uma maior dependência do agressor e dificulta que a vítima busque ajuda ou deixe o relacionamento. A combinação de manipulação direta da percepção e abuso emocional sutil cria um clima de medo e insegurança, dificultando que a vítima avalie a situação com clareza e se liberte da dinâmica tóxica. Para contrabalançar isso, é útil manter um diário onde as próprias percepções e experiências sejam documentadas. Isso pode ajudar a solidificar a própria realidade e a afirmar-se contra as táticas manipulativas do agressor.

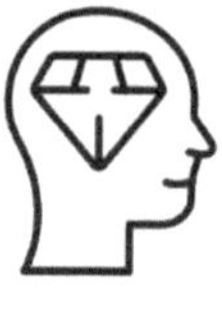

Bom saber

Tóxico

Refere-se a um relacionamento ou dinâmica caracterizada por comportamentos negativos e prejudiciais. Em relacionamentos tóxicos, a violência emocional ou psicológica é exercida, o que pode levar a danos a longo prazo para a vítima.

Gaslighting

Uma forma de manipulação psicológica, onde a vítima é sistematicamente desestabilizada e levada a duvidar de sua própria percepção da realidade. O agressor nega eventos, distorce fatos e atribui a culpa à vítima, para exercer poder e controle.

Isolamento

Uma estratégia do agressor, onde a vítima é cortada de seu ambiente social. Através da minagem de contatos com amigos e familiares, a dependência do agressor é intensificada e a busca por ajuda se torna mais difícil.

Táticas de Gaslighting

Frequência das técnicas de gaslighting

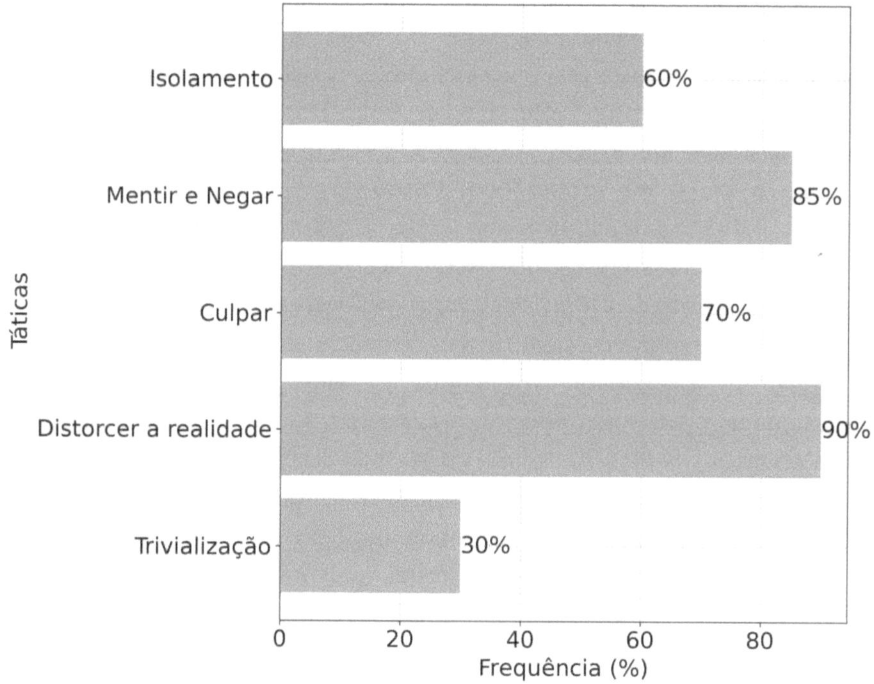

CUL: Culpar

ISO: Isolamento

TRI: Trivialização

DIS: Distorcer a realidade

MEN: Mentir e Negar

O gráfico de barras horizontal visualiza a frequência relativa de diferentes técnicas de gaslighting. 'Mentir e Negar', assim como 'Distorcer a realidade' são as mais utilizadas, enquanto 'Culpar' e 'Trivialização' também são significativamente representadas. 'Isolamento' é usada com menos frequência em comparação, mas ainda é uma tática a ser levada a sério.

Criação de Dependência

A dependência não surge por acaso no contexto do abuso narcisista, mas é intencionalmente construída pelo agressor. Além de gaslighting, isolamento e manipulation, existem outros mecanismos que intensificam a dependência da vítima. O agressor explora as necessidades da vítima por reconhecimento e validação, satisfazendo-as inicialmente de forma excessiva e, em seguida, retirando-as. Essa dinâmica volátil de elogios idealizadores e críticas depreciativas gera um alto e baixo emocional que desorienta a vítima e a vincula ao agressor [s44]. Semelhante a um vício, a vítima desenvolve um forte desejo pelos momentos positivos e tenta restaurá-los ajustando-se aos desejos do agressor. O próprio valor pessoal torna-se cada vez mais dependente do comportamento do agressor. A autorregulação da vítima, ou seja, a capacidade de controlar suas próprias emoções e necessidades, é sabotada pelas constantes oscilações entre idealização e desvalorização [s44]. A vítima perde a confiança em sua própria percepção e capacidade de julgamento, dependendo cada vez mais da avaliação do agressor. Essa dinâmica também pode se manifestar na dependência financeira, quando o agressor controla ou limita o acesso da vítima a recursos. Assim, a independência da vítima é sistematicamente minada e a dependência do agressor é solidificada. Um caminho para contrabalançar essa dependência é focar nas próprias necessidades e recursos, recuperando gradualmente o controle sobre a própria vida. Isso pode significar buscar independência financeira, reconstruir contatos sociais e buscar apoio profissional.

Bom saber

Desvalorização

Ao contrário da fase de idealização, na fase de desvalorização, a vítima é criticada, desvalorizada e humilhada. O agressor tenta destruir a autoestima da vítima e torná-la dependente dele. A desvalorização pode ocorrer de forma sutil ou abertamente agressiva.

Idealização

Na fase de idealização, o agressor sobrecarrega a vítima com atenção, elogios e declarações de amor. A vítima se sente especial e valorizada. Essa fase serve para vincular emocionalmente a vítima ao agressor e estabelecer a base para a posterior desvalorização.

Criação de Dependência ao Longo do Tempo

Visualização do aumento da dependência da vítima em relação a um narcisista ao longo do tempo.

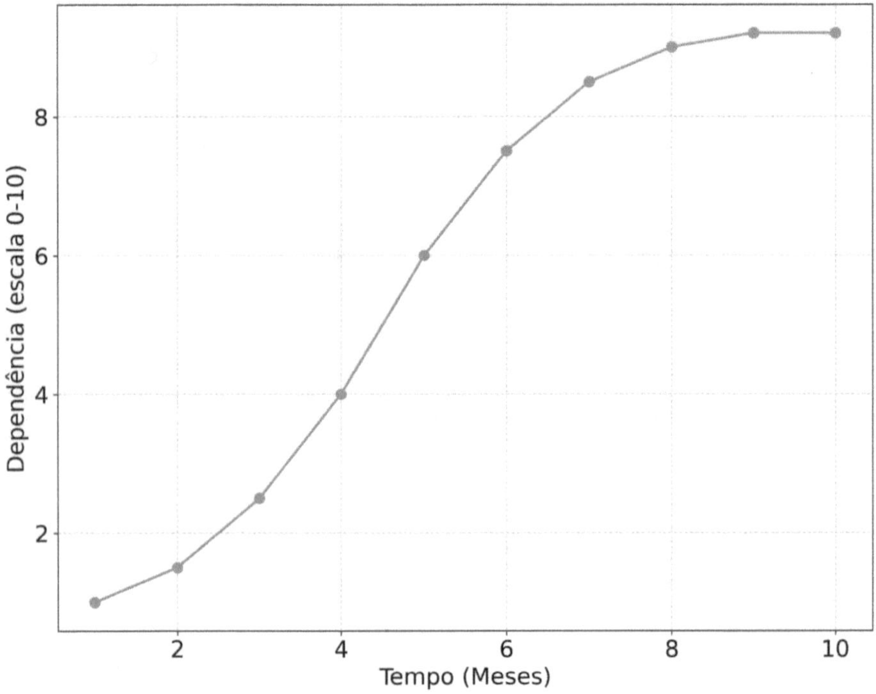

O gráfico mostra uma clara tendência de aumento na dependência da vítima. Os estágios iniciais demonstram um aumento mais lento, provavelmente representando a fase de aliciamento. A inclinação mais acentuada sugere um ponto em que o narcisista aperta o controle e a rede de apoio da vítima se deteriora. O platô pode indicar o nível máximo de dependência da vítima ou um ponto em que as táticas do narcisista se tornam menos eficazes devido aos recursos esgotados da vítima.

Distorção da Realidade

A distorção da realidade é um componente central do abuso narcisista e vai além do já descrito gaslighting. Serve ao agressor para estabelecer sua própria versão da realidade e desestabilizar a vítima. Além da negação direta de eventos e da inversão de fatos, o agressor utiliza outros métodos sutis para minar a percepção da vítima. Por exemplo, ele pode minimizar os sentimentos da vítima e convencê-la de que está reagindo de forma exagerada ou irracional. Essa forma de invalidar emocionalmente leva a vítima a duvidar de sua própria percepção e a depender cada vez mais da visão do agressor [s45]. Outro aspecto da distorção da realidade é a chamada defesa altruísta. Aqui, o agressor justifica seu comportamento abusivo, alegando agir no melhor interesse da vítima. Ele se apresenta como cuidadoso e preocupado, enquanto exerce controle sobre a vítima e restringe sua autonomia [s46]. Essa aparente preocupação torna especialmente difícil para a vítima reconhecer o comportamento manipulador e se defender. A constante confrontação com essa realidade distorcida pode levar a vítima a uma

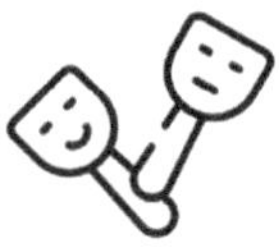

dissonância cognitiva, um estado de estresse psicológico que surge quando informações contraditórias precisam ser processadas. Para contrabalançar isso, é importante validar as próprias percepções e sentimentos e buscar apoio externo. A troca com pessoas de confiança ou consultores profissionais pode ajudar a solidificar a própria realidade e desvendar as táticas manipulativas do agressor. Isso permite que a vítima recupere a confiança em seu próprio julgamento e se liberte da toxischen_dynamik. Manter-se firme em fatos objetivos, por exemplo, através da manutenção de um diário, também pode ajudar a expor a distorção manipulativa da realidade do agressor.

Táticas de Distorção da Realidade

Intensidade, frequência e impacto das táticas de distorção da realidade.

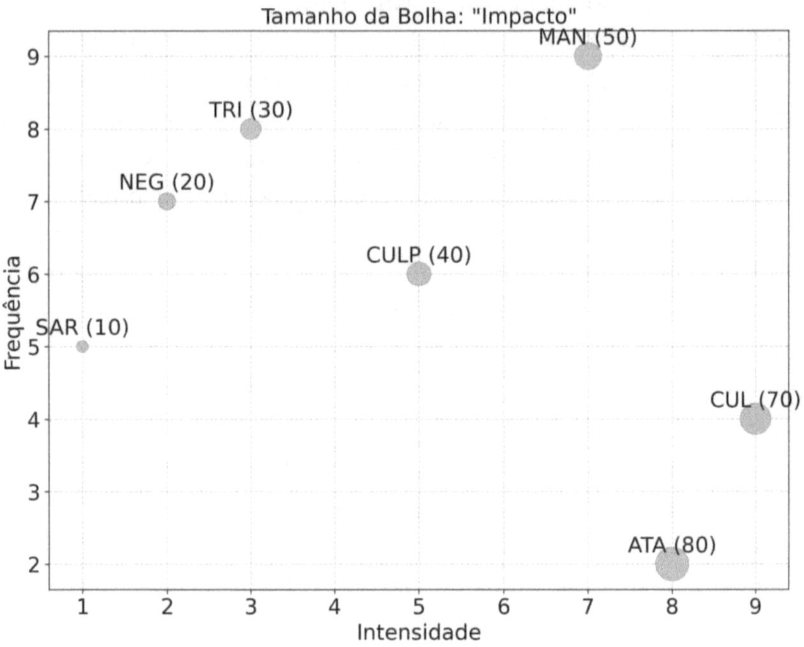

Blasengröße: Impacto

ATA: Ataques de Raiva

CUL: Culpar

CULP: Culpabilização

MAN: Manipulação

NEG: Negação

SAR: Sarcasmo

TRI: Trivialização

O gráfico de bolhas revela um conjunto de táticas com alta frequência e impacto moderado, sugerindo que estas são comumente usadas para manipular e controlar. As táticas com alta intensidade, mesmo que menos frequentes, demonstram um impacto significativo, destacando seu potencial para causar danos emocionais substanciais. Os dados enfatizam a natureza insidiosa dessas táticas, com algumas frequentemente empregadas, corroendo sutilmente o senso de realidade da vítima, enquanto outras são usadas com moderação, mas com efeitos devastadores.

Conselhos concretos

- Documente detalhadamente cada comportamento manipulativo do agressor, incluindo data, hora e a formulação exata.
- Desenvolva um sistema de sinais pessoal que o ajude a reconhecer situações manipulativas precocemente, como uma palavra ou gesto específico.
- Pratique diante do espelho dizer "não" de forma confiante e assertiva, para reagir com mais segurança em situações reais.
- Elabore uma lista com seus valores e necessidades pessoais, para se conscientizar de suas próprias prioridades e protegê-las.
- Analise os padrões de comunicação do agressor e identifique gatilhos típicos que levam a comportamentos manipulativos.
- Desenvolva uma estratégia para lidar com esses gatilhos, como encerrar a conversa ou mudar de assunto.
- Imagine que você está usando uma capa protetora que repele ataques manipulativos, para se distanciar emocionalmente.
- Concentre-se em informações objetivas durante as conversas com o agressor e evite discussões emocionais.
- Saia do ambiente ou encerre a ligação assim que perceber que está em uma situação manipulativa.
- Encontre um "âncora de realidade", uma pessoa de confiança com quem você possa compartilhar e verificar sua percepção após uma conversa com o agressor.
- Lembre-se regularmente de suas forças e conquistas, para fortalecer sua autoconfiança e se tornar independente da opinião do agressor.

3. 3 Ciclos de Abuso

O abuso narcisista segue frequentemente padrões recorrentes que cativam as vítimas e solidificam uma dinâmica tóxica. Este capítulo explora as diferentes fases desses ciclos de abuso – desde a idealização inicial até a desvalorização sistemática e a rejeição final. Compreender essas fases é essencial para desvendar os mecanismos do abuso narcisista e avaliar realisticamente a própria situação. Continue lendo para conhecer cada fase em detalhes e encontrar o caminho para sair desse ciclo.

> *A idealização inicial no ciclo de abuso narcisista serve para a manipulação posterior e dificulta o processamento do abuso mais tarde, uma vez que a lembrança da relação inicial 'perfeita' contrasta com as experiências de abuso posteriores.*

Fase de Idealização

A fase de idealização é o primeiro passo no ciclo de abuso em transtornos de personalidade narcisista e serve para estabelecer um vínculo intenso. Nessa fase, o narcisista sobrecarrega seu parceiro com atenção, elogios e presentes. Ele reflete os desejos, valores e necessidades do outro para sugerir uma conexão profunda. Essa aparente afinidade gera no outro sentimentos positivos intensos e uma sensação de singularidade. O narcisista se apresenta como o parceiro, amigo ou colega ideal – charmoso, compreensivo e solidário. Esse comportamento visa ganhar rapidamente a confiança do outro e criar uma dependência. O foco intenso no outro pode levar a pessoa a negligenciar suas próprias necessidades e sinais de alerta. A fase de idealização pode durar de algumas semanas a vários meses e termina abruptamente assim que o narcisista atinge seu objetivo: o controle sobre o relacionamento. Por exemplo, um novo parceiro pode ser inundado com declarações de amor e presentes, apenas para ser confrontado com críticas e abwertung pouco tempo depois. A experiência de idealização pode causar confusão mais tarde, por exemplo, em uma terapia, pois a lembrança do "perfeito" relacionamento inicial contrasta com as experiências de abuso posteriores. As "verdadeiras características" que surgem na terapia podem levar a um agravamento da relação com o terapeuta [s47]. A "autoimagem grandiosa" do paciente pode resultar em rupturas frequentes na relação terapêutica quando a vulnerabilidade subjacente é ignorada [s47].

Bom saber

Autoimagem Grandiosa

Os narcisistas têm uma percepção exagerada de sua própria importância e habilidades. Eles acreditam ser especiais e únicos e têm uma forte necessidade de admiração. No entanto, essa autoimagem é frágil e sustentada pela desvalorização dos outros.

Idealização

A fase de idealização é a primeira fase no ciclo de abuso. O narcisista constrói um forte vínculo com a vítima através de declarações de amor, presentes e atenção intensa. A vítima se sente especial e amada. Essa fase serve ao narcisista para obter controle sobre a vítima.

Fase de Idealização - Ciclo de Abuso Narcisista

Intensidade dos Comportamentos

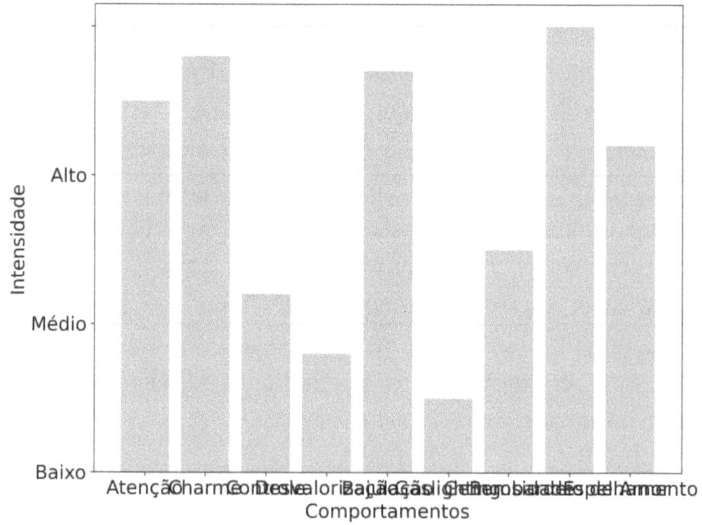

Aten: Atenção

Bom: Bombardeio de Amor

Cont: Controle

Esp: Espelhamento

Gen: Generosidade

Baj: Bajulação

Char: Charme

Desv: Desvalorização

Gas: Gaslighting

O gráfico representa visualmente a intensidade flutuante de vários comportamentos durante a fase de idealização de um ciclo de abuso narcisista. Os níveis notavelmente altos de charme e bombardeio de amor são usados para criar rapidamente um forte vínculo e dependência. Embora demonstrações de generosidade possam estar presentes, elas geralmente servem para manipular e controlar ainda mais. Os níveis relativamente mais baixos de desvalorização e gaslighting indicam que essas táticas são tipicamente menos proeminentes durante a fase inicial de idealização, embora sua presença prenuncia o abuso que virá. Essa idealização intensa cria um contraste marcante com os estágios posteriores de desvalorização e descarte, tornando mais difícil para a vítima reconhecer os padrões abusivos.

Fase de Desvalorização

Após a intensa fase de idealização, segue-se inevitavelmente a desvalorização no ciclo de abuso narcisista. A admiração e atenção excessivas anteriormente dedicadas transformam-se em críticas, desdém e frieza emocional. O narcisista começa a minar sistematicamente a autoestima de seu parceiro, utilizando insultos sutis, acusações e manipulações. Elogios e reconhecimento tornam-se cada vez mais raros, enquanto acusações e desvalorizações dominam. A vítima é responsabilizada pelos menores erros e constantemente lembrada de suas supostas inadequações. A euforia inicial dá lugar à insegurança, dúvidas sobre si mesmo e um crescente sentimento de inutilidade. Esse comportamento manipulador serve ao narcisista para consolidar o controle sobre o relacionamento e estabilizar sua própria autoestima frágil. A desvalorização pode se manifestar de várias formas, desde insultos abertos até provocações sutis e comportamentos passivo-agressivos. Por exemplo, uma joia anteriormente celebrada como um presente amoroso pode agora ser criticada como um sinal de mau gosto ou desperdício. Assim, a vítima se torna cada vez mais insegura e começa a duvidar de sua própria percepção. A fase de desvalorização pode se estender por um longo período e sobrecarregar emocionalmente a vítima. A crítica constante e o desdém levam à perda de autoconfiança e autoestima. A vítima começa a se culpar pelos problemas no relacionamento e tenta desesperadamente reconquistar o narcisista, adaptando-se a seus desejos e exigências. Esse ciclo de desvalorização e tentativas de reconciliação solidifica a dependência da vítima e permite que o narcisista amplie seu controle manipulativo. A desvalorização também pode afetar outras áreas da vida da vítima, como trabalho, amizades e relacionamentos familiares. O aumento da isolamento e a perda de apoio social intensificam ainda mais a dependência do narcisista. A fase de desvalorização é um aspecto central do ciclo de abuso na

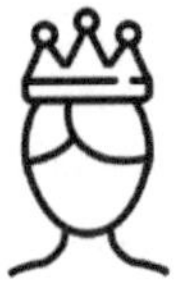

personalidade narcisista e pode ter consequências graves para a saúde mental da vítima.

Bom saber

Manipulação

A influência e exploração deliberadas de uma pessoa para alcançar objetivos próprios. No contexto de um ciclo de abuso, isso pode ocorrer por meio de chantagem emocional, acusações, mentiras ou distorção de fatos, para controlar e tornar a vítima dependente.

Táticas de Desvalorização em Ciclos de Abuso Narcisista

Distribuição de táticas de desvalorização usadas por abusadores narcisistas.

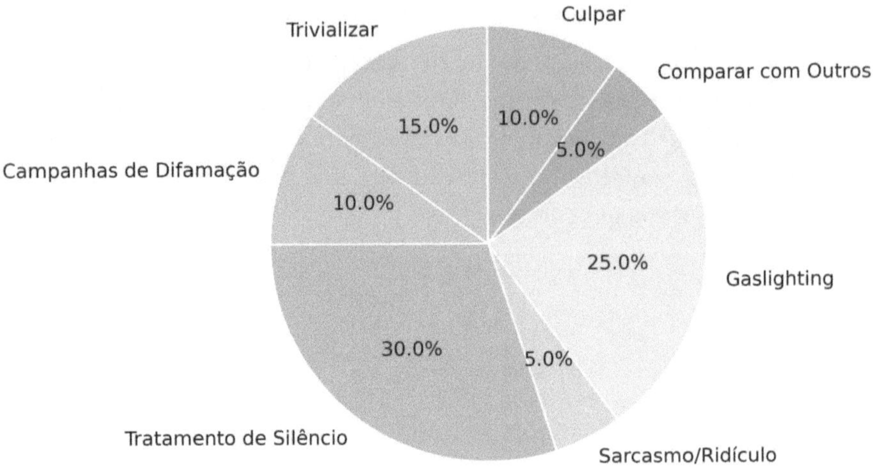

COM: Comparar com Outros

CUL: Culpar

DIF: Campanhas de Difamação

GAS: Gaslighting

SAR: Sarcasmo/Ridículo

SIL: Tratamento de Silêncio

TRI: Trivializar

Este gráfico destaca a diversificada gama de táticas de desvalorização empregadas em ciclos de abuso narcisista. Embora o tratamento de silêncio pareça ser o mais frequentemente usado, é crucial reconhecer o impacto significativo de outras táticas como gaslighting e campanhas de difamação. A prevalência de trivializar e culpar enfatiza a tendência do abusador de transferir a responsabilidade e invalidar as experiências da vítima. O impacto combinado dessas táticas cria uma atmosfera pervasiva de controle e manipulação emocional.

Fase de Descarte

Na fase de descarte, o último ato no ciclo de abuso narcisista, o narcisista se livra definitivamente de sua vítima. A desvalorização anterior não é mais interrompida por tentativas de reconciliação, mas culmina em rejeição aberta e ignorância. O narcisista pode interromper o contato abruptamente, banir a vítima de sua vida, sem explicação ou com justificativas frágeis. Essa rejeição fria intensifica as dúvidas sobre si mesmo e o sentimento de inutilidade na vítima. O narcisista pode ir tão longe a ponto de difamar a vítima e incitar conhecidos em comum contra ela. Uma interrupção repentina de contato após uma longa e intensa comunicação pode ser um indicativo dessa fase. A fase de descarte serve ao narcisista para manter seu controle sobre a situação, mesmo quando termina o relacionamento. A vítima frequentemente fica com perguntas não resolvidas e uma profunda ferida emocional. Esse término abrupto dificulta o processamento do que foi vivido, pois não há espaço para fechamento ou discussão. O descarte pode também se manifestar de forma mais sutil, à medida que o narcisista se distancia emocionalmente da vítima e, ao mesmo tempo, busca novas "fontes" de suprimento narcisista. A vítima sente a crescente frieza e indiferença, mas permanece presa na esperança de que a relação melhore. Assim, a dependência e a perda de controle da vítima se intensificam. [s48] [s49] O narcisista se beneficia dessa dinâmica, pois continua a satisfazer suas necessidades sem se sentir responsável. A fase de descarte nem sempre é o fim definitivo do relacionamento. O ciclo pode recomeçar, com uma nova fase de idealização, na qual o narcisista reconquista a vítima, muitas vezes prometendo ter mudado. Essa nova idealização intensifica o vínculo e torna ainda mais difícil para a vítima se libertar do ciclo de abuso. Compreender essa dinâmica é crucial para reconhecer as manipulações do narcisista e se libertar do relacionamento tóxico.

Bom saber

Suprimento Narcisista

Os narcisistas necessitam de constante validação e admiração dos outros para estabilizar sua frágil autoestima. Essa validação é chamada de suprimento narcisista. Na fase de descarte, o narcisista busca ativamente novas fontes desse suprimento para compensar a perda da fonte anterior (a vítima).

Difamação

Na fase de descarte, um narcisista pode difamar sua vítima, espalhando mentiras sobre ela para prejudicar sua reputação e isolá-la socialmente. Isso serve para manter o controle sobre a vítima e desviar a culpa pelo término do relacionamento.

Descarte

A fase de descarte é o último passo no ciclo de abuso, onde o narcisista encerra definitivamente o relacionamento com a vítima. Isso pode ocorrer de forma abrupta e sem explicação ou de maneira gradual através do distanciamento emocional. Para a vítima, essa fase é especialmente dolorosa, pois ela fica com sentimentos de inutilidade e confusão.

Tóxico

Um relacionamento tóxico é caracterizado por dinâmicas e comportamentos negativos que causam danos emocionais, psicológicos ou até físicos. Em um relacionamento tóxico com um narcisista, a vítima é manipulada, controlada e desvalorizada, o que pode levar a danos a longo prazo.

Fase de Descarte - Ciclo de Abuso

Estado emocional da vítima durante a fase de descarte de um ciclo de abuso narcisista.

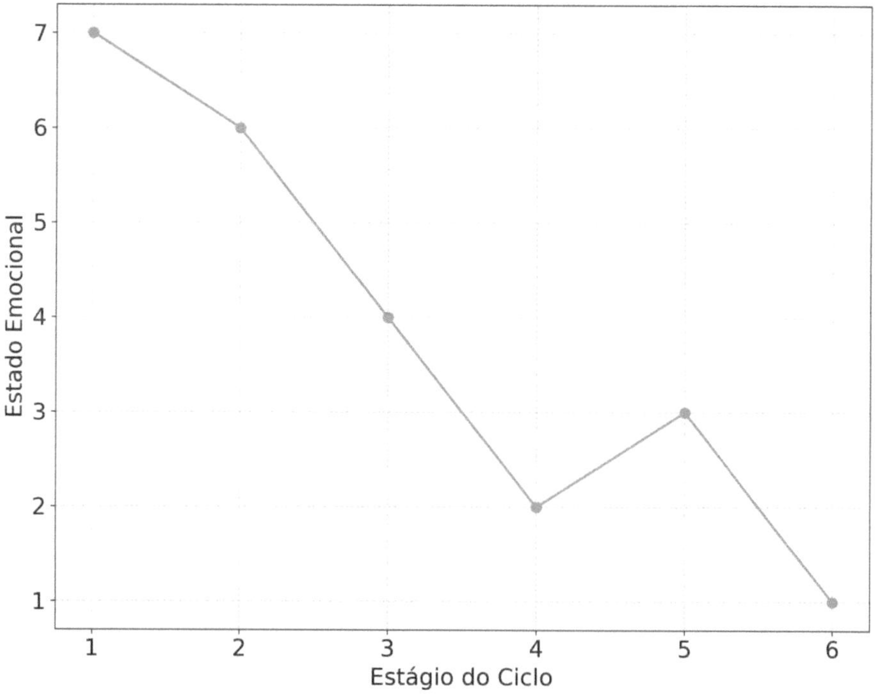

O gráfico descreve um declínio acentuado no bem-estar emocional da vítima à medida que a desvalorização se intensifica, culminando no descarte. A ligeira elevação subsequente pode indicar alívio ou esperança inicial, seguida rapidamente por um colapso mais profundo em desespero e confusão à medida que a realidade da situação se instala. Esse efeito 'montanha-russa' destaca o trauma emocional e a instabilidade vivenciados durante esta fase.

Conselhos concretos

- Visualize o ciclo de abuso como um carrossel giratório do qual você está preso.
- Desenvolva uma estratégia de saída do carrossel, pensando em passos concretos para interromper o ciclo.
- Imagine-se pulando do carrossel e aterrissando em segurança em solo firme.
- Desenvolva um sinal de pare interno que você levantará assim que perceber os primeiros sinais de um novo ciclo de abuso.
- Colete evidências dos padrões de abuso, como salvar e-mails ou mensagens.
- Crie uma lista com os aspectos positivos da sua vida fora do relacionamento tóxico, para reorientar seu foco.
- Escolha um "anjo da guarda", uma pessoa de confiança que o acompanhe e apoie durante o processo de saída.
- Despeça-se simbolicamente da esperança de mudança no narcisista, por exemplo, escrevendo uma carta e queimando-a.
- Concentre sua energia na construção de novos relacionamentos saudáveis, baseados em apreço e respeito.
- Permita-se sentir e processar a tristeza pela perda do relacionamento.
- Celebre cada passo em direção à liberdade e independência, não importa quão pequeno pareça.
- Internalize a frase: "Meu bem-estar vem em primeiro lugar."
- Considere a experiência como uma lição que o tornou mais forte e mais sábio.

Revisão - 3. Abuso Narcisista

O abuso narcisista deixa feridas profundas, que muitas vezes são invisíveis, mas moldam de forma duradoura a vida das vítimas. As diversas táticas, desde a manipulação sutil da realidade até a desvalorização e isolamento abertos, visam destruir sua autoestima e torná-lo dependente. O ciclo de idealização, desvalorização e rejeição pode mantê-lo preso em um turbilhão de esperança e desespero. Reconheça a dinâmica desse abuso e entenda que você não está sozinho e que existem caminhos para sair dessa situação tóxica.

Um primeiro passo importante é a validação de seus próprios sentimentos e percepções. Mantenha um diário para documentar suas experiências e se proteger contra as distorções de realidade do agressor. Busque o intercâmbio com pessoas de confiança, nas quais você possa se abrir. Sua perspectiva externa pode ajudá-lo a ver a situação com mais clareza e a desvendar as táticas manipulativas. A ajuda profissional, como a terapia, pode oferecer o suporte necessário para reconstruir sua autoestima e desenvolver estratégias saudáveis de enfrentamento.

O isolamento que o agressor provoca intencionalmente dificulta a busca por ajuda e a saída do relacionamento. Portanto, concentre-se em reativar seus contatos sociais e fortalecer sua rede de apoio. Trabalhe em sua independência financeira, caso tenha sido restringida pelo agressor. Cada passo em direção à autonomia é um passo para fora da dinâmica tóxica. Esteja ciente de que o caminho para sair do abuso pode ser desafiador e que retrocessos são possíveis. Não desista e lembre-se sempre de suas forças e recursos.

O processo de cura após o abuso narcisista requer tempo e paciência. Permita-se processar as feridas sofridas e buscar apoio profissional. Confie em sua capacidade de superar o relacionamento tóxico e levar uma vida autônoma. Você tem a força para se libertar desse ciclo e construir uma vida plena, baseada em seus próprios valores e necessidades. O caminho pode ser pedregoso, mas no final espera uma vida em liberdade e auto-respeito.

4. Dinâmicas de Relacionamento

Você já se perguntou por que algumas pessoas repetidamente entram em padrões de relacionamento destrutivos semelhantes? A dinâmica entre pessoas com traços narcisistas e seus parceiros muitas vezes segue regras e padrões ocultos. Esses padrões de comportamento recorrentes moldam não apenas parcerias, mas também relacionamentos familiares e profissionais. Enquanto superficialmente tudo parece harmonioso, sob a superfície se desenvolvem sutis lutas de poder e dependências emocionais. Neste capítulo, deciframos os complexos mecanismos que mantêm tais relacionamentos vivos - e descobrimos por que são tão difíceis de romper.

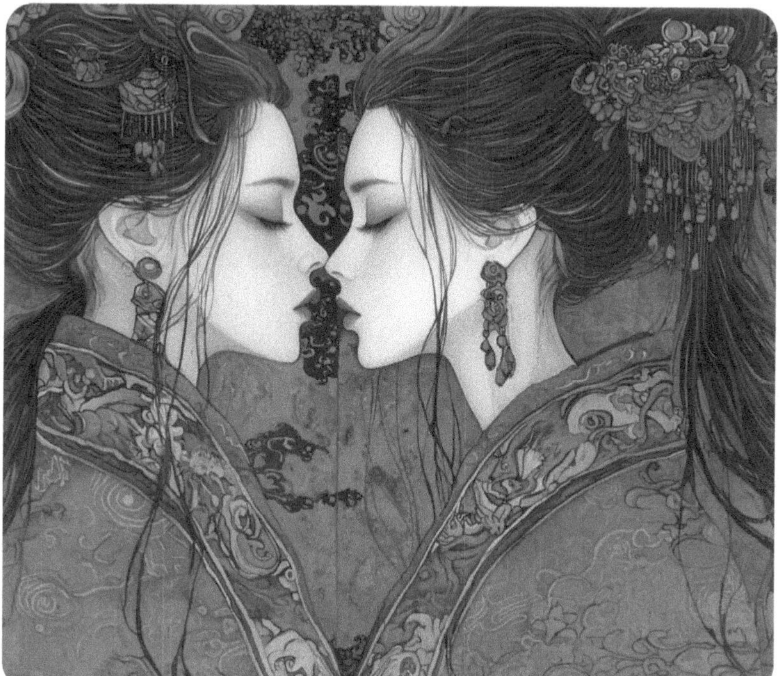

4. 1 Padrões de Parceria

Padrões de parceria com pessoas com traços narcisistas frequentemente envolvem dinâmicas sutis, mas destrutivas. Controle, desigualdade de poder e manipulação emocional caracterizam o cotidiano do relacionamento e levam a consequências graves para o parceiro não narcisista. Isso se manifesta em autonomia restrita, perda da autoestima e em problemas psicológicos como ansiedade e depressão. A análise desses padrões ajuda a entender a própria situação e a reconhecer os mecanismos tóxicos. Ela oferece a base para as mudanças necessárias. Continue lendo para entender essas dinâmicas em detalhes e encontrar caminhos para a mudança.

O controle em relacionamentos com parceiros de traços narcisistas serve para o exercício de poder e aumento da autoestima do narcisista às custas do parceiro, levando a um perigoso desequilíbrio de poder.

Comportamento de Controle

O comportamento de controle se manifesta em relacionamentos com parceiros de traços narcisistas de diversas maneiras. Esse comportamento muitas vezes serve para estabilizar a autoestima do narcisista e manter uma sensação de poder e superioridade. O controle pode ser exercido por meio de várias estratégias, como dependência financeira, monitoramento da comunicação e contatos sociais ou manipulação de decisões conjuntas. Formas sutis de controle, como chantagem emocional ou desvalorização dos sentimentos do parceiro, também podem ser extremamente desgastantes. A percepção de dominanz pelo parceiro pode desencadear no narcisista afetos negativos e comportamento belicoso [s50]. Isso leva o parceiro a se sentir limitado em suas opções de ação e a reprimir suas necessidades e desejos. O controle constante e a regulação do parceiro servem ao narcisista para moldar o relacionamento de acordo com suas próprias ideias e garantir sua posição. As consequências para o parceiro podem ser graves, variando de dúvidas sobre si mesmo e perda da autoestima até ansiedade e depressão. Se você reconhecer essas dinâmicas em seu relacionamento, é aconselhável buscar apoio profissional e desenvolver estratégias para se libertar dessa situação. Estabelecer limites e exigir respeito também podem ser passos importantes para recuperar sua autonomia [s50]. As dificuldades das personalidades narcisistas em respeitar limites se manifestam não apenas em relacionamentos, mas também no contexto terapêutico, onde podem fazer exigências inadequadas e dificultar o tratamento por meio da idealização ou desvalorização. [s51]

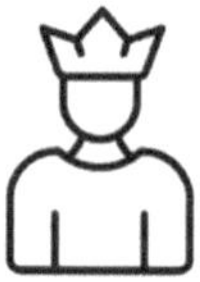

Bom saber

Afetos Negativos

Afetos negativos como raiva, medo ou vergonha podem se manifestar de forma intensificada em pessoas narcisistas, especialmente quando sua dominância ou autoestima estão ameaçadas. Esses explosões emocionais podem servir para intimidar e controlar o parceiro.

Autonomia

A perda da autonomia é um problema comum em relacionamentos com parceiros narcisistas. Por meio de mecanismos de controle e manipulações, o parceiro é privado da possibilidade de tomar suas próprias decisões e desenvolver sua individualidade.

Comportamento Belicoso

O comportamento belicoso pode ser uma expressão da necessidade de controle e dominância no relacionamento. Parceiros narcisistas podem provocar ou escalar conflitos para demonstrar sua superioridade e submeter o parceiro.

Táticas de Controle em Relacionamentos Narcisistas

Táticas comuns de controle empregadas por narcisistas.

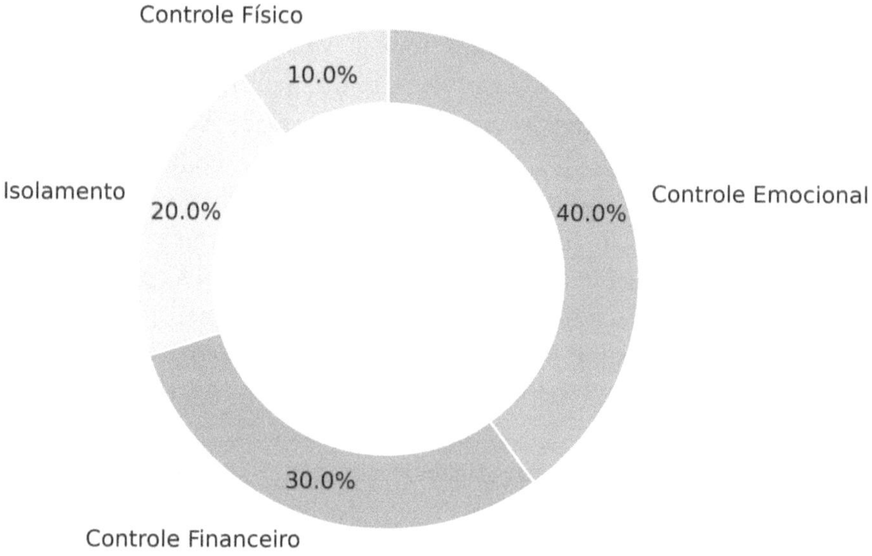

- CEM: Controle Emocional
- CFI: Controle Financeiro
- ISO: Isolamento

Este gráfico destaca a prevalência variável de diferentes táticas de controle. O controle financeiro, muitas vezes alcançado através da limitação do acesso a recursos ou da exigência de dependência financeira, parece significativo. A manipulação emocional, que inclui gaslighting e culpabilização, representa uma porção substancial, enfatizando a natureza insidiosa do abuso emocional. O isolamento dos sistemas de apoio, sejam amigos ou familiares, enfraquece ainda mais a autonomia da vítima. Embora o controle físico seja menos frequente do que outras formas, sua presença ressalta o potencial de escalada dentro dessas relações. Compreender essas dinâmicas de controle é crucial para reconhecer e lidar com o abuso narcisista.

Desigualdade de Poder

Em relacionamentos com pessoas com traços narcisistas, frequentemente surgem relações de poder desequilibradas. Esse desequilíbrio não se manifesta sempre em agressão aberta ou violência, mas muitas vezes de forma mais sutil. Um parceiro exerce controle sobre o outro, por exemplo, regulando suas finanças ou restringindo contatos sociais. [s52] A desigualdade de poder também pode se manifestar na comunicação, como por meio de críticas constantes, minimização dos sentimentos do parceiro ou chantagem emocional. Essa dinâmica leva o parceiro submisso a negligenciar cada vez mais suas necessidades e desejos, perdendo sua autonomia. Ele começa a questionar sua percepção e seu julgamento, o que diminui ainda mais sua autoestima. Um exemplo disso seria um parceiro que sistematicamente mina a independência financeira do outro para torná-lo dependente e consolidar seu controle. [s52] Esse padrão de comportamento, também conhecido como "Controle Coercitivo", visa estabelecer dominância por meio de intimidação, isolamento e ameaças de violência implícitas ou explícitas. [s52] Assim, pode acontecer que o parceiro controlado se culpe pelos conflitos e não reconheça as manipulações do narcisista como tais. A experiência contínua de abuso de poder pode levar a sérias dificuldades psicológicas, como ansiedade, depressão e uma profunda perda da autoestima. É importante tomar consciência da própria situação e buscar apoio. Estabelecer limites, fortalecer a autoconfiança e, se necessário, terminar o relacionamento são passos essenciais para romper com essa desigualdade de poder. As concepções de poder em relacionamentos também podem influenciar o comportamento. [s53] Pesquisas mostram que homens com crenças de poder mais justas em seus relacionamentos relatam menos sobre paralelismo sexual. [s53] Isso ressalta a importância de refletir sobre as próprias concepções de poder e parceria e trabalhar em direção a uma relação de poder equilibrada.

Bom saber

Desigualdade de Poder

Uma desigualdade de poder em um relacionamento com um parceiro narcisista surge quando este tenta obter controle sobre o outro. Isso pode ocorrer através de várias táticas, como dependência financeira, isolamento social ou manipulação emocional. A vítima, assim, perde sua autonomia e autoestima.

Desequilíbrio de poder no relacionamento

Distribuição do desequilíbrio de poder

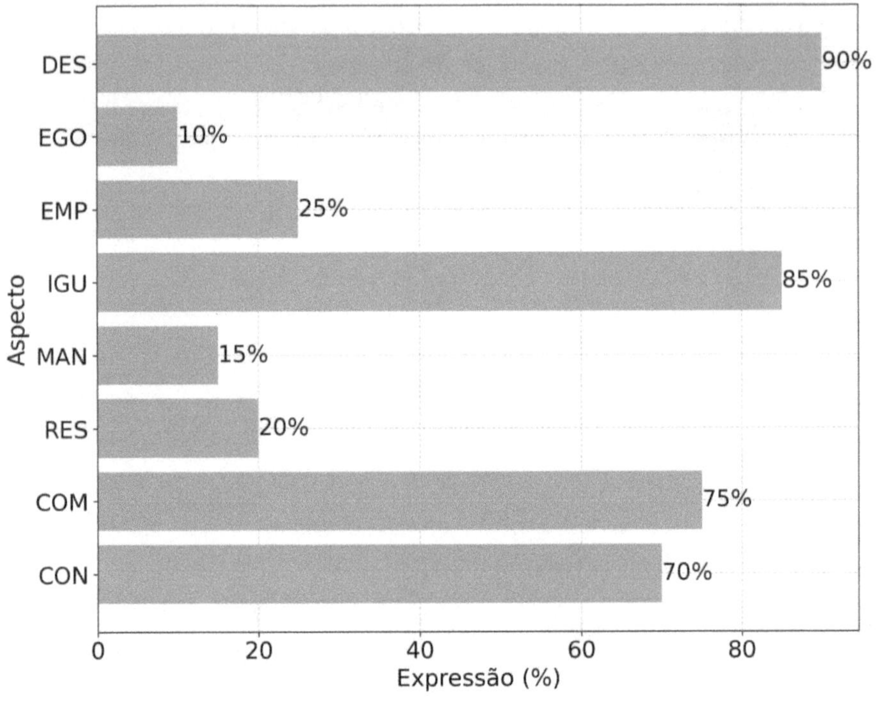

COM: Compromisso	CON: Controle
DES: Desvalorização	EGO: Egocentrismo
EMP: Empatia	IGU: Igualdade
MAN: Manipulação	RES: Respeito

O gráfico de barras horizontais visualiza o típico desequilíbrio de poder em um relacionamento com dinâmica narcisista. A forte expressão de controle e manipulação, bem como o baixo valor de empatia e igualdade, ilustram a distribuição desigual de poder.

Conselhos concretos

- Analise os conflitos recorrentes em sua parceria e anote qual papel você assume em cada um deles.
- Observe sua linguagem corporal em interações com seu parceiro: você se tensiona? Se retira?
- Mude conscientemente sua reação habitual em um padrão de conflito típico e observe os efeitos.
- Imagine que sua parceria é uma dança: quais passos você executa repetidamente?
- Desenvolva, junto com seu parceiro, novos "passos de dança", estabelecendo novas regras de comunicação.
- Crie um "dicionário de sentimentos" em conjunto para evitar mal-entendidos na comunicação.
- Reflexione sobre quais padrões não saudáveis você traz de sua família de origem para sua parceria.
- Escreva uma carta para seu parceiro, expressando suas necessidades e desejos no relacionamento.
- Desenvolva um ritual de apreciação, dando-se regularmente feedbacks positivos.
- Passe tempo com casais que vivem uma dinâmica de relacionamento inspiradora e deixe-se inspirar por eles.
- Defina, junto com seu parceiro, as "regras do jogo" de sua parceria e registre-as por escrito.
- Reserve regularmente um tempo para conversas a dois, onde você possa falar aberta e honestamente sobre suas necessidades e sentimentos.
- Desenvolva um projeto em conjunto que entusiasme ambos e fortaleça sua conexão.

4. 2 Construção do Relacionamento

A construção de relacionamentos em relações marcadas pelo narcisismo apresenta desafios especiais. Estabelecer limites, desenvolver estratégias de comunicação e afirmar-se são essenciais para proteger o próprio bem-estar e promover interações saudáveis. No entanto, lidar com a falta de empatia, transgressões de limites e padrões de comunicação manipulativos pode ser desgastante. Este capítulo ilumina as dinâmicas dessas relações e mostra como você pode preservar suas necessidades enquanto evita escalonamentos. Trata-se de fortalecer-se e aprender a lidar de forma construtiva com as dificuldades. Continue lendo e descubra como você pode moldar ativamente suas relações com pessoas narcisistas e proteger sua saúde emocional.

Em relacionamentos com pessoas com traços narcisistas, a preservação dos próprios limites e necessidades é a chave para proteger o próprio bem-estar.

Estabelecimento de Limites

Em relacionamentos com pessoas que apresentam transtorno de personalidade narcisista (TPN), o estabelecimento de limites é essencial para o seu próprio bem-estar. Pessoas com TPN frequentemente têm dificuldades em reconhecer e respeitar os limites dos outros [s54]. Isso pode se manifestar em vários comportamentos, como ignorar pedidos, transgredir limites pessoais ou tentar controlar suas decisões. Limites claros e aplicados de forma consistente são, portanto, necessários para se proteger de sobrecargas emocionais e psicológicas. Estabelecer limites significa definir suas próprias necessidades e limites e comunicá-los ao outro. Não se trata de controlar a outra pessoa, mas de proteger a si mesmo. Um "não" claro a demandas inadequadas é um primeiro passo. Limitar o contato, por exemplo, respondendo a chamadas apenas em determinados horários, também pode ser útil. É importante que você mantenha os limites estabelecidos de forma consistente, mesmo que isso provoque resistência. Essa consistência em sua ação sublinha a seriedade do seu estabelecimento de limites e ajuda a garantir que seus limites sejam respeitados a longo prazo. A influência parental pode, como mostram estudos, ter um impacto no desenvolvimento de traços narcisistas [s55]. Cuidado excessivo e supervalorização por parte dos pais podem contribuir para visões de si mesmo irrealistas e um sentimento de direito. Isso pode se manifestar na vida adulta como dificuldades em estabelecer limites. Compreender essa dinâmica pode ajudá-lo a entender melhor o comportamento da pessoa com TPN, mas não altera a necessidade de proteger seus próprios limites. Por exemplo, uma paciente teve dificuldades em manter limites interpessoais adequados em relacionamentos profissionais, o que prejudicou sua capacidade de construir relacionamentos respeitosos com prestadores de serviços médicos [s54]. Este exemplo ilustra quão importante é a capacidade de estabelecer limites para todos os relacionamentos.

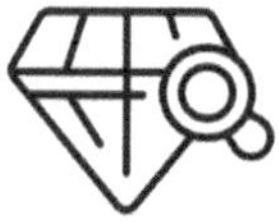

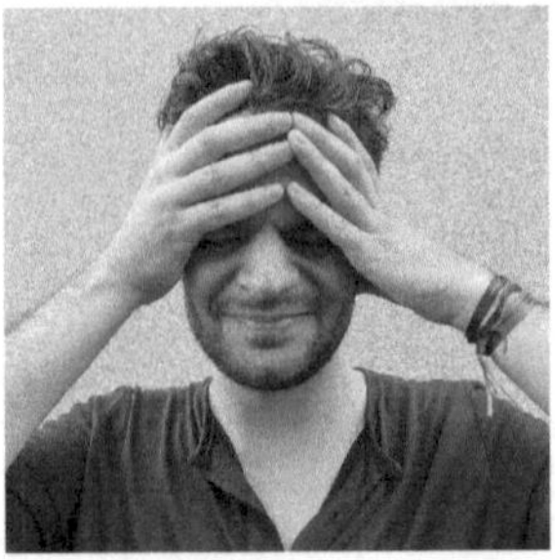

Carga emocional [i4]

Bom saber

Influência Parental

A educação e o relacionamento com os pais desempenham um papel importante no desenvolvimento de traços de personalidade narcisista. Por exemplo, admiração ou crítica excessiva na infância pode levar a uma autoimagem distorcida e dificuldades em relacionamentos interpessoais. Isso pode influenciar a tendência posterior a comportamentos narcisistas e prejudicar a capacidade de empatia e respeito pelos limites.

Limites Interpessoais

A capacidade de estabelecer e respeitar limites interpessoais saudáveis é essencial para qualquer relacionamento. Pessoas com TPN frequentemente têm dificuldades em reconhecer e aceitar os limites dos outros. Elas tendem a ultrapassar os limites alheios para satisfazer suas próprias necessidades, o que pode levar a conflitos e sobrecargas emocionais. Para o parceiro, é importante comunicar e defender esses limites de forma clara.

Eficácia dos Limites com Indivíduos Narcisistas

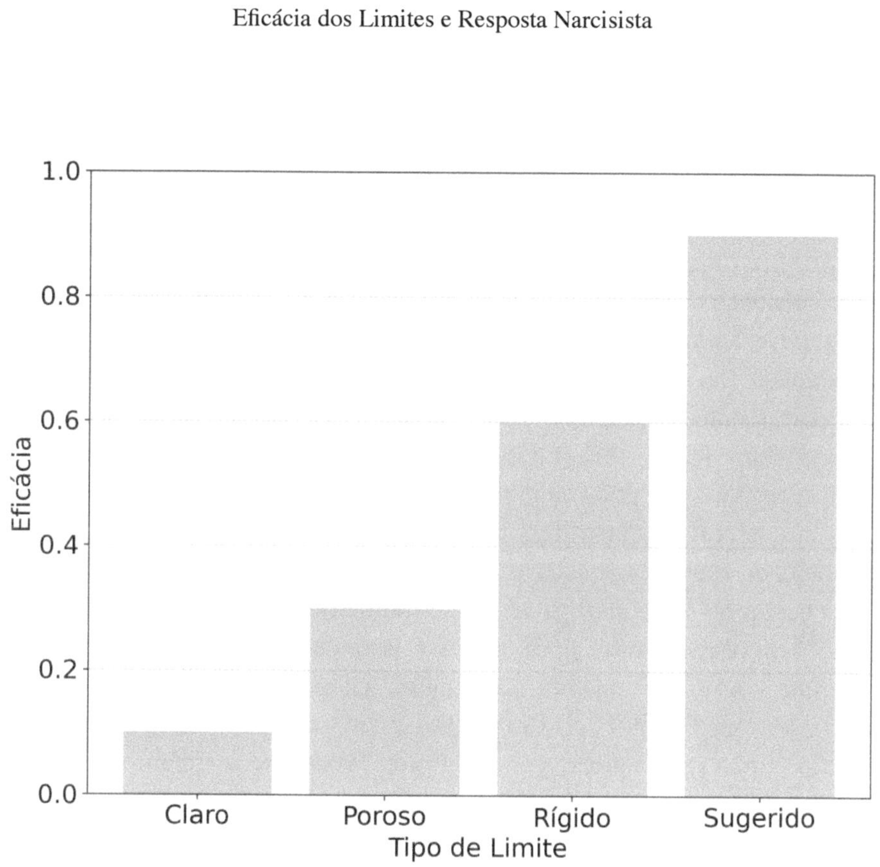

Cla: Claro
Por: Poroso
Ríg: Rígido
Sug: Sugerido

À medida que o limite se torna mais firme e aplicado de forma mais consistente, sua eficácia geralmente aumenta, mas também tende a provocar uma reação narcisista mais forte. Embora os limites porosos ofereçam proteção mínima, os limites claros e rígidos, embora mais eficazes, podem levar a táticas de manipulação intensificadas ou à retirada por parte do narcisista.

Estratégias de Comunicação

Estratégias de comunicação em relacionamentos com pessoas de traços narcisistas exigem adaptações para interagir de forma eficaz e preservar suas próprias necessidades. Compreender os padrões típicos de comunicação de pessoas com Transtorno de Personalidade Narcisista (TPN) pode ajudá-lo a minimizar conflitos e facilitar a comunicação. Assim, pessoas com traços narcisistas tendem a dominar as conversas e se colocar no centro das atenções. Elas frequentemente utilizam a comunicação para autoengrandecimento e menos para uma troca genuína. Em vez de contradizer ou criticar diretamente, o que muitas vezes provoca um comportamento defensivo, você pode tentar refletir a afirmação da pessoa com TPN, resumindo sua perspectiva e, assim, sinalizando compreensão. Isso pode ajudar a reduzir a escalada emocional e criar uma atmosfera de construtiva conversa. Ao mesmo tempo, é importante estabelecer claramente seus próprios limites na comunicação. Se você perceber que uma conversa se torna unilateral ou que suas necessidades estão sendo ignoradas, pode abordar isso de forma calma e objetiva. Formule suas necessidades de maneira clara e direta, sem acusar ou atacar a pessoa com TPN. Concentre-se em seus próprios sentimentos e limites. Em vez de dizer, por exemplo: "Você me interrompe o tempo todo", você poderia dizer: "Eu não me sinto ouvido quando sou constantemente interrompido. Eu gostaria de poder terminar o que estou dizendo." Dessa forma de comunicação, você protege suas próprias necessidades sem atacar diretamente a pessoa com TPN, o que aumenta a probabilidade de um diálogo construtivo. A análise da linguagem de pessoas com TPN mostra que elas frequentemente expressam percepções grandiosas de si mesmas e uma falta de sensibilidade emocional. Reconhecendo esses padrões, você pode entender melhor a comunicação e reagir adequadamente. Se, por exemplo, você notar que a outra pessoa ignora os sentimentos dos outros, pode tentar nomear esses sentimentos explicitamente e trazê-los para a conversa. Um tom de voz calmo e respeitoso, combinado com declarações claras sobre suas próprias necessidades e limites, ajuda a melhorar a comunicação em relacionamentos com pessoas de traços narcisistas e a proteger seu bem-estar. Em situações controladas, pessoas com TPN podem demonstrar empathie, o que indica habilidades cognitivas de empatia intactas. Em situações emocionalmente carregadas, no entanto, muitas vezes têm dificuldade em responder de forma empática. Esse conhecimento pode ajudá-lo a interpretar melhor as reações da pessoa com TPN e ajustar sua estratégia de comunicação de acordo. Em situações emocionalmente tensas, pode ser útil adiar a comunicação até que os ânimos se acalmem.

Bom saber

Construtivo

Uma atmosfera de conversa 'construtiva' é caracterizada por respeito, abertura e a vontade de encontrar soluções em conjunto. Em relacionamentos com pessoas narcisistas, é importante criar tal atmosfera para minimizar conflitos e facilitar a comunicação. Isso pode ser alcançado por meio da escuta ativa, formulação clara de suas próprias necessidades e evitando atribuições de culpa.

Refletir

No contexto da comunicação com pessoas narcisistas, 'refletir' significa ouvir ativamente as afirmações do interlocutor e reproduzir sua perspectiva com suas próprias palavras. Isso sinaliza compreensão e pode ajudar a desescalar a escalada emocional, sem avaliar ou concordar com o conteúdo da afirmação.

Estratégias eficazes de comunicação com narcisistas

Distribuição de estratégias de comunicação bem-sucedidas ao interagir com indivíduos que exibem traços narcisistas.

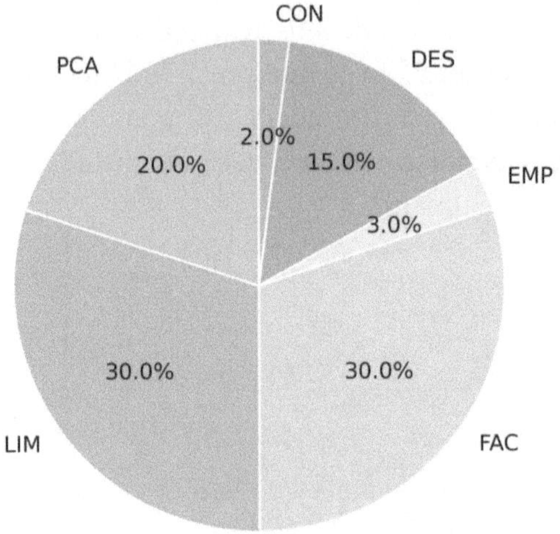

CON: Confronto Direto (Geralmente ineficaz)
DES: Desengajamento (Retirada Estratégica)
EMP: Empatia e Validação (Aplicação Limitada)
FAC: Comunicação Factual (Foco na Objetividade)
LIM: Definir Limites (Claros e Consistentes)
PCA: Autocuidado (Priorizando as Próprias Necessidades)

Os dados destacam a importância de estabelecer limites e focar na comunicação factual ao lidar com indivíduos narcisistas. Embora a empatia e a validação emocional possam ser úteis em muitos contextos interpessoais, sua eficácia é significativamente reduzida nessas situações. Priorizar o autocuidado e se desligar quando necessário surge como crucial para manter limites saudáveis. A representação mínima de confronto direto ressalta a ineficácia e o potencial de escalada associado a essa abordagem.

Autoafirmação

A autoafirmação em relacionamentos com pessoas de traços narcisistas requer uma compreensão das próprias necessidades e a capacidade de comunicá-las de forma clara e respeitosa. Trata-se de defender a si mesmo, sem atacar ou controlar a outra pessoa. Um aspecto importante da autoafirmação é a capacidade de estabelecer limites e defendê-los de maneira consistente. Isso significa dizer "não" quando você não deseja ou não pode fazer algo e articular suas necessidades de forma clara e direta. Em vez de pensar que você deve atender às necessidades da pessoa narcisista, concentre-se no que você precisa para se sentir confortável no relacionamento. A autocuidado e a auto-percepção positivas fortalecem sua autoestima e ajudam você a se apresentar de forma mais confiante [s56]. A resiliência, a capacidade de se recuperar de contratempos, também desempenha um papel crucial. Ela permite que você lide com os conflitos inevitáveis no relacionamento sem perder sua autoestima [s56]. Por exemplo, se você perceber que uma conversa está indo em uma direção desconfortável, pode sair da situação ou mudar de assunto. Outro aspecto importante é não se deixar abalar pelas tentativas da pessoa narcisista de ultrapassar seus limites. Mantenha-se calmo e firme e repita seus limites, se necessário. Cumprir consistentemente seus limites transmite à outra pessoa que você está falando sério e contribui a longo prazo para um tratamento mais respeitoso entre vocês. A tendência de pessoas com traços narcisistas de usar situações sociais para sua própria valorização de status [s57] pode gerar tensões. Aqui, é importante manter suas próprias necessidades e prioridades em mente e não se deixar envolver em jogos de poder. Concentre-se em uma comunicação autêntica e evite entrar na dinâmica de superioridade e inferioridade. Ao comunicar suas necessidades de forma clara, proteger seus limites e cuidar de sua saúde emocional, você fortalece sua autoafirmação e cria a base para uma dinâmica de relacionamento

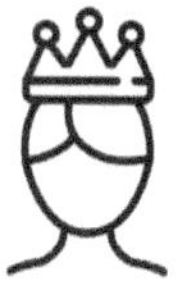

mais equilibrada. Um terapeuta pode ajudá-lo a fortalecer sua autoafirmação, proporcionando um senso de compreensão e valor [s58]. Isso pode ser especialmente útil se você tiver dificuldades em reconhecer e articular suas próprias necessidades devido ao relacionamento com uma pessoa narcisista.

Bom saber

Autoafirmação

A capacidade de comunicar e defender claramente as próprias necessidades e direitos em um relacionamento, de forma respeitosa, sem ser agressivo ou passivo. Em um relacionamento com uma pessoa narcisista, a autoafirmação é essencial para proteger os próprios limites e manter uma autoestima saudável.

Autocuidado

Medidas ativas que são tomadas para proteger e promover a própria saúde física e emocional. Em um relacionamento com uma pessoa narcisista, o autocuidado pode significar reservar um tempo para si mesmo, estabelecer limites saudáveis e buscar apoio de amigos, familiares ou um terapeuta.

Auto-percepção

A capacidade de reconhecer e entender as próprias emoções, pensamentos e comportamentos. Uma auto-percepção saudável é importante para reconhecer os efeitos do comportamento narcisista no próprio bem-estar e responder de forma adequada.

Autêntico

No contexto de um relacionamento com pessoas narcisistas, ser autêntico significa permanecer fiel a si mesmo e expressar seus próprios pensamentos, sentimentos e necessidades, sem se deixar influenciar ou manipular pela pessoa narcisista.

Desenvolvimento da Assertividade em um Relacionamento Afetado por TPN

Correlação entre assertividade e qualidade do relacionamento ao longo do tempo.

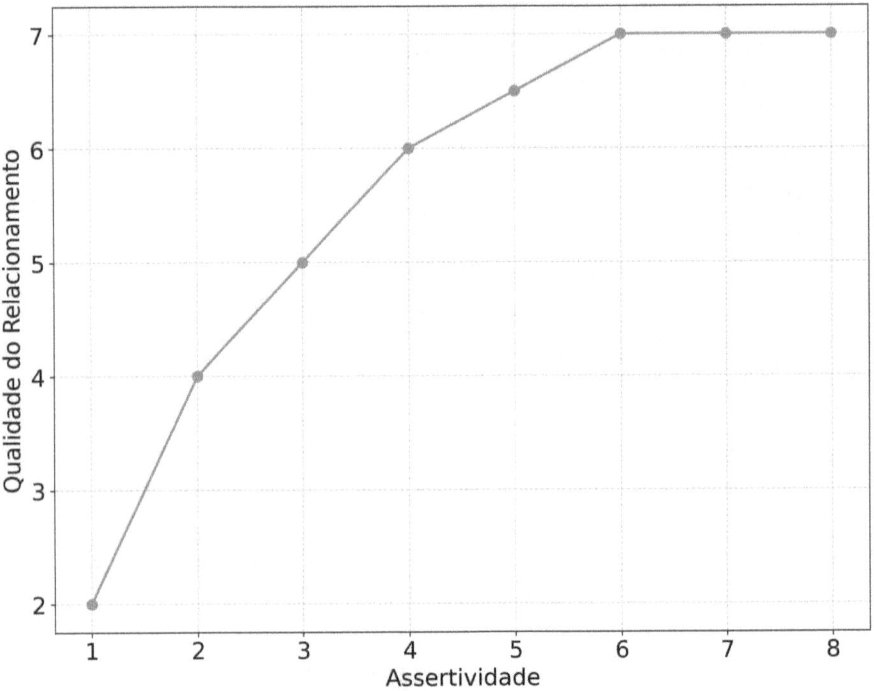

O gráfico ilustra uma correlação positiva entre o aumento da assertividade e a melhoria na qualidade do relacionamento. Inicialmente, a baixa assertividade corresponde a uma baixa qualidade do relacionamento. À medida que a assertividade se desenvolve, a qualidade do relacionamento também melhora, sugerindo que estabelecer limites e expressar necessidades contribui para uma dinâmica mais saudável. No entanto, a curva eventualmente se estabiliza, indicando que a assertividade por si só pode não resolver completamente problemas de relacionamento profundamente enraizados relacionados ao TPN.

Conselhos concretos

- Altere sua perspectiva: considere a construção do relacionamento como um projeto conjunto, no qual ambos os parceiros participam ativamente.
- Desenvolva uma compreensão das necessidades subjacentes do outro, mesmo que o comportamento lhe pareça incompreensível.
- Assuma total responsabilidade por seus próprios sentimentos e reações, em vez de culpar o outro.
- Crie rituais de encontro que proporcionem um espaço para troca autêntica e proximidade emocional.
- Experimente diferentes formas de comunicação para descobrir qual tipo de interação é mais frutífera para ambos os lados.
- Integre elementos humorísticos na construção do relacionamento para aliviar o clima e reduzir tensões.
- Aprenda a antecipar as necessidades do outro e a abordá-las proativamente, sem negligenciar suas próprias necessidades.
- Desenvolva estratégias conjuntas para a resolução de conflitos, baseadas no respeito mútuo e na disposição para o compromisso.
- Reflita regularmente sobre o desenvolvimento de seu relacionamento e ajuste suas estratégias às dinâmicas em mudança.
- Esteja disposto a deixar de lado padrões e hábitos antigos para permitir novas formas de construção do relacionamento.
- Celebre juntos os marcos e sucessos alcançados na construção do relacionamento, para reforçar a dinâmica positiva.
- Permita-se mostrar vulnerabilidades e permitir a proximidade emocional, a fim de aprofundar o vínculo.

4. 3 Resolução de Conflitos

A resolução de conflitos em relacionamentos com pessoas de traços narcisistas apresenta desafios especiais. Reconhecer padrões de relacionamento tóxicos e lidar com mecanismos de defesa, como a grandiosidade ou comportamentos manipulativos, é essencial para o desenvolvimento de uma comunicação construtiva. Estabelecer limites e desenvolver estratégias de desescalada desempenham um papel decisivo nesse processo. Esta seção oferece abordagens concretas para um melhor manejo de conflitos, promovendo assim sua competência de ação em constelações relacionais desafiadoras.

A definição de limites consistente e a comunicação autêntica, combinadas com a promoção da responsabilidade pessoal, formam o cerne de uma resolução construtiva de conflitos em relacionamentos com padrões de personalidade narcisista.

Técnicas de Desescalada

As técnicas de desescalada no manejo de pessoas com transtorno de personalidade narcisista visam desarmar situações de conflito e possibilitar uma comunicação construtiva. Um aspecto importante é a definição de limites claros e a adesão consistente a estes, como compromissos regulares e temporários, independentemente de crises agudas [s59]. Transgressões de limites não devem ser toleradas, exceto em casos de emergência real. Ao mesmo tempo, uma comunicação aberta, autêntica e não julgadora é fundamental para construir uma relação de confiança [s59]. É importante comunicar claramente os próprios sentimentos e necessidades, ao mesmo tempo em que se reconhece a perspectiva do outro, sem, no entanto, assumir a responsabilidade pela resolução do problema. Em vez disso, a pessoa afetada deve ser apoiada na resolução do problema e receber a principal responsabilidade pela busca de soluções [s59]. Em crises recorrentes, o desenvolvimento de um plano de gerenciamento de crises flexível pode ser útil [s59]. A técnica FRAMES oferece uma abordagem baseada em feedback, responsabilidade, oferta de várias estratégias, empatia e promoção da autoeficácia [s60]. Por exemplo, várias estratégias de enfrentamento do estresse podem ser ensinadas e a responsabilidade do indivíduo pela implementação pode ser enfatizada. A relação terapêutica pode ser afetada pela tendência à idealização e desvalorização [s60]. Uma abordagem de tratamento estruturada e a minimização do 'splitting' – ou seja, a pintura em preto e branco de pessoas e situações – pode ajudar a conter essas dinâmicas e estabilizar a relação terapêutica [s60]. O trabalho em equipe no tratamento deve ser caracterizado por comunicação aberta e reflexão sobre o próprio papel no processo terapêutico [s59]. A compreensão dos medos subjacentes, como o medo de abandono ou raiva reprimida, pode ajudar a entender melhor os comportamentos frequentemente difíceis e a reagir de forma adequada [s59]. Afetos positivos e

resiliência desempenham um papel importante no manejo de traumas e podem atenuar os efeitos negativos de características narcisistas [s61]. Portanto, a promoção da resiliência pode ser uma parte importante da terapia [s61].

Bom saber

Splitting

Um mecanismo de defesa que frequentemente ocorre em pessoas com transtorno de personalidade narcisista. Nesse caso, pessoas e situações são categorizadas em extremos positivos ou negativos, sem que nuances intermediárias sejam percebidas. Isso leva a relacionamentos instáveis e dificulta a resolução de conflitos.

Técnica FRAMES

Uma abordagem motivacional de conversa utilizada na terapia de pessoas com transtorno de personalidade narcisista para promover mudanças de comportamento sem pressão ou confrontação. Os componentes individuais (feedback, responsabilidade, oferta de estratégias, menu, empatia, autoeficácia) visam fortalecer a automotivação e a autogestão do indivíduo.

Técnicas de Desescalada

Métodos de comunicação específicos que visam reduzir tensões emocionais e comportamentos agressivos em pessoas com transtorno de personalidade narcisista e promover uma interação construtiva. Eles são especialmente importantes em situações de conflito para evitar escaladas e possibilitar um debate objetivo.

Eficácia das Técnicas de Desescalada

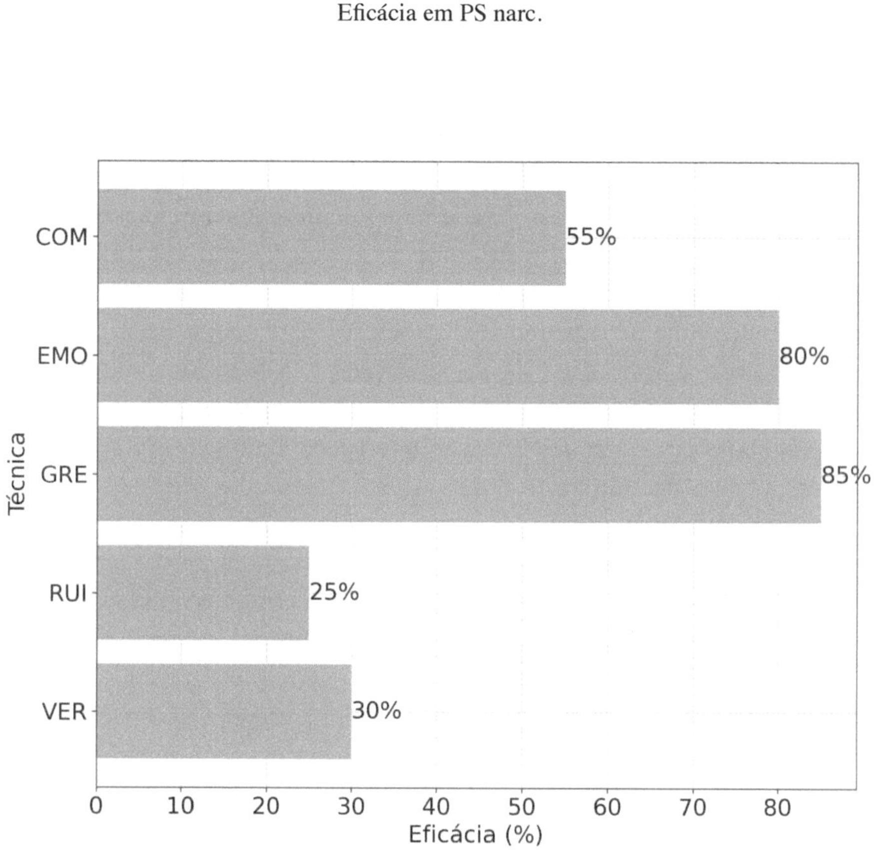

COM: Compromisso

EMO: Validação Emocional

GRE: Definir Limites

RUI: Manter a Calma

VER: Evitamento

A eficácia das técnicas varia muito. 'Definir Limites' e 'Manter a Calma' mostram a maior efetividade, enquanto 'Compromisso' e 'Validação Emocional' são significativamente menos eficazes. 'Evitamento' está no meio, sugerindo que esta estratégia pode ser útil dependendo da situação.

Mecanismos de Proteção

Os mecanismos de proteção servem às pessoas com transtorno de personalidade narcisista para estabilizar sua autoimagem frágil e protegê-las de feridas emocionais. Esses mecanismos são geralmente inconscientes e se manifestam em diferentes comportamentos. Isso inclui, por exemplo, grandiositaet, que se expressa em uma autoapresentação exagerada e na necessidade de admiração, bem como a desvalorização dos outros para se valorizar. Fantasias de sucesso ou poder ilimitados também podem servir como um mecanismo de proteção para compensar o vazio interior. Outro aspecto é a hipersensibilidade à crítica. Mesmo pequenas observações que não correspondem à autoimagem idealizada podem ser interpretadas como ataques e levar a reações intensas. Essas reações podem variar de explosões de raiva a retiradas e silêncios. O comportamento manipulativo, como explorar os outros para seus próprios fins ou gerar sentimentos de culpa, também serve para proteger a autoestima. Para contrabalançar esses mecanismos, é útil tomar consciência da própria vulnerabilidade e desenvolver estratégias alternativas para a regulação da autoestima. A resilienz, ou seja, a capacidade de lidar com situações difíceis e sair fortalecido delas, pode atuar como um amortecedor e atenuar a influência negativa das características narcisistas no bem-estar emocional. Como mostra um estudo, a resiliência medeia a relação entre traços narcisistas e estresse, o que significa que uma maior resiliência está associada a uma menor experiência de estresse, mesmo em indivíduos com tendências narcisistas acentuadas. Assim, por exemplo, aprender técnicas de relaxamento ou fortalecer redes sociais pode aumentar a resistência e facilitar o manejo da crítica.

Bom saber

Comportamento Manipulativo

Em conflitos, o comportamento manipulativo pode ser utilizado para controlar o outro e impor os próprios objetivos. Isso pode ocorrer por meio de chantagem emocional, atribuição de culpa ou distorção de fatos.

Hipersensibilidade

A hipersensibilidade à crítica pode levar a situações de conflito em que até mesmo feedbacks construtivos são interpretados como ataques pessoais. Isso dificulta a resolução e pode levar a escaladas.

Mecanismos de Defesa Comuns em Relacionamentos Narcisistas

Distribuição de mecanismos de defesa empregados em relacionamentos narcisistas.

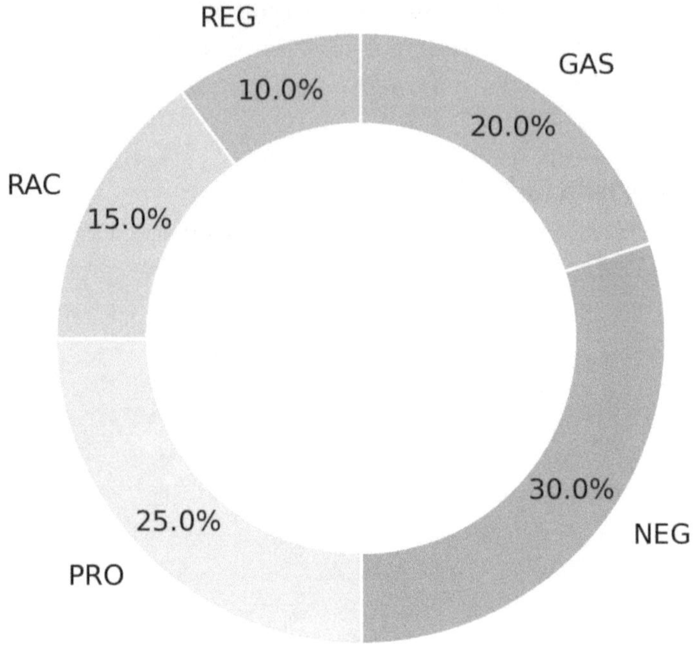

GAS: Gaslighting

NEG: Negação

PRO: Projeção

RAC: Racionalização

REG: Regressão

Este gráfico visualiza a prevalência relativa de vários mecanismos de defesa comumente usados em relacionamentos envolvendo transtorno de personalidade narcisista. Embora a Negação pareça mais proeminente, sugerindo uma forte tendência a recusar a aceitação da realidade, Projeção e Gaslighting também são significativamente representados, indicando frequentes táticas de manipulação e transferência de culpa. A presença de Racionalização e Regressão enfatiza o uso da justificação e a evasão da responsabilidade. Compreender essa distribuição pode ser crucial para reconhecer e navegar pelas complexidades de tais relacionamentos.

Abordagens de Solução

As abordagens de solução no contexto dos transtornos de personalidade narcisista exigem uma abordagem multifacetada que considere tanto a dinâmica das relações interpessoais quanto as necessidades individuais. É essencial, ao lidar com os afetados, manter firmemente os próprios limites. Isso pode ser feito, entre outras coisas, por meio de regras claramente definidas na comunicação, reações estabelecidas a transgressões e o cumprimento de acordos de tempo tanto no contexto profissional quanto pessoal. Assim, um prazo fixo para conversas pode ser acordado e, em caso de transgressões, a conversa pode ser encerrada de forma educada, mas firme. Ao mesmo tempo, é necessária uma comunicação autêntica e aberta, na qual as próprias necessidades sejam claramente articuladas, sem negar a perspectiva do outro. A capacidade de assumir a responsabilidade pelos próprios sentimentos, sem assumir os do outro, é crucial. O apoio na resolução de problemas deve visar promover a selbstwirksamkeit do afetado, atribuindo-lhe a responsabilidade pela busca de soluções, em vez de apresentar soluções prontas. No contexto terapêutico, recomenda-se uma colaboração interdisciplinar entre diferentes profissionais para desenvolver um plano de tratamento abrangente e refletir regularmente sobre progressos e desafios. A elaboração conjunta de um plano de crise pode ajudar os afetados a agir de forma estruturada em situações agudas e fortalecer sua selbstregulation. Os médicos devem estar cientes de sua própria postura em relação aos transtornos de personalidade e reconhecê-los como uma condição para garantir um tratamento objetivo e profissional. A evitação de medicação excessiva, especialmente de substâncias potencialmente viciantes, também contribui para uma terapia segura e eficaz. Além disso, é aconselhável estabelecer limites claros desde o início na relação terapêutica e enfrentar de forma consistente as tentativas de ultrapassá-los.

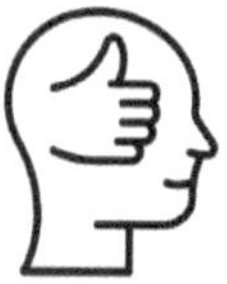

Bom saber

Interdisciplinar

No contexto do tratamento de transtornos de personalidade narcisista, a colaboração interdisciplinar significa que diferentes áreas, como psiquiatria, psicologia e, se necessário, trabalho social, trabalham juntas para garantir uma compreensão abrangente do transtorno e um plano de tratamento individualizado. Isso pode melhorar a eficácia da terapia, pois diferentes perspectivas e especializações são incorporadas.

Abordagens de Resolução de Conflitos com Indivíduos Narcisistas

Eficácia, esforço e sustentabilidade das abordagens de resolução de conflitos.

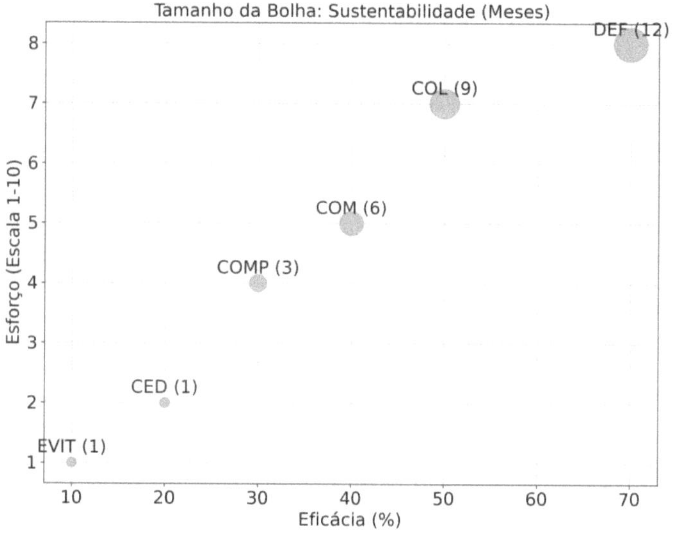

Blasengröße: Sustentabilidade (Meses)

CED: Ceder

COM: Comunicação Empática

DEF: Definir Limites

COL: Colaboração (se possível)

COMP: Compromisso (limitado)

EVIT: Evitar

O gráfico revela uma interação complexa entre esforço, eficácia e sustentabilidade. Embora algumas abordagens de baixo esforço possam oferecer alívio temporário (por exemplo, ceder), elas carecem de sustentabilidade a longo prazo e podem até piorar a situação. Por outro lado, estratégias de maior esforço, como estabelecer limites, demonstram maior eficácia e sustentabilidade a longo prazo, apesar do investimento inicial. Abordagens de esforço moderado, como comunicação empática, oferecem um equilíbrio, mas sua eficácia depende fortemente da disposição do indivíduo narcisista em se envolver.

Conselhos concretos

- "Transforme conflitos em oportunidades: Pergunte a si mesmo, em caso de desentendimentos, quais necessidades não atendidas estão por trás das posições de ambas as partes.
- Reaja a acusações com perguntas em vez de defesa: Pergunte ao seu interlocutor: "O que exatamente você quer dizer com isso?" ou "O que você precisa de mim neste momento?".
- Desenvolva um "sinal de emergência" comum para situações de conflito: Um gesto ou palavra-código que sinalize para ambos: "Precisamos parar e respirar agora."
- Saia fisicamente do local do conflito quando as emoções estiverem à flor da pele: Combine retomar a conversa assim que ambos estiverem mais calmos.
- Escreva seus pensamentos e sentimentos em um diário de conflitos para reconhecer padrões e gatilhos recorrentes.
- Crie um "mapa de conflitos" em conjunto: Visualize os típicos desdobramentos de conflitos e marque os pontos onde ocorrem escalonamentos.
- Antes de uma conversa sobre conflito, pense em três características positivas do seu interlocutor e lembre-se delas durante a conversa.
- Pratique o judo emocional: Deixe a energia do ataque esvaziar-se, respondendo de forma calma e serena.
- Utilize a "método sanduíche" ao criticar: Insira observações críticas entre duas afirmações positivas.
- Realize regularmente uma "inventário de relacionamento": Discuta o que está indo bem na relação e onde há necessidade de melhorias.

Revisão - 4. Dinâmicas de Relacionamento

Relacionamentos com personalidades marcadas pelo narcisismo frequentemente representam um desafio especial. As dinâmicas são complexas e podem levar a um desequilíbrio na distribuição de poder. Comportamentos de controle, manipulação sutil e a dificuldade em respeitar limites sobrecarregam a relação e podem causar dúvidas, ansiedade e depressão no parceiro. Para contrabalançar essas espirais negativas, é importante entender as dinâmicas e desenvolver estratégias que ajudem a proteger sua autonomia e bem-estar.

Um primeiro passo é tornar-se consciente dos diferentes mecanismos de controle. Estes vão desde a dependência financeira até a vigilância da comunicação e formas sutis de chantagem emocional. Ao reconhecer esses padrões em seu relacionamento, é crucial estabelecer limites claros. Isso requer coragem e consistência, uma vez que personalidades narcisistas frequentemente tentam ignorar ou minar esses limites. Comece com pequenos passos, como recusar demandas inadequadas ou limitar o contato. Quanto mais consistentemente você comunicar e defender seus limites, maior será a probabilidade de que eles sejam respeitados a longo prazo. Esteja ciente, no entanto, de que isso pode levar a resistência e tentativas de manipulação intensificadas. Prepare-se internamente e busque apoio de amigos, familiares ou consultores profissionais.

A comunicação com uma pessoa narcisista exige estratégias especiais. Evite confrontos diretos ou críticas, pois geralmente levam a reações defensivas. Em vez disso, tente refletir a perspectiva do outro, resumindo suas declarações e sinalizando compreensão. Isso pode ajudar a desescalar a escalada emocional e criar uma base de conversa construtiva. Ao mesmo tempo, é importante formular suas próprias necessidades de maneira clara e respeitosa. Concentre-se em seus próprios sentimentos e evite acusações. Fale, por exemplo, em "mensagens de eu": "Eu me sinto desrespeitado quando..." em vez de "Você não me respeita". Em situações emocionalmente carregadas, pode ser útil adiar a conversa até que os ânimos se acalmem.

Construir resiliência e fortalecer sua autoafirmação são cruciais para amortecer os efeitos negativos da dinâmica relacional. Invista em seu autocuidado, mantenha seus contatos sociais e busque apoio profissional quando necessário. Um terapeuta pode ajudá-lo a reconhecer suas necessidades, fortalecer seus limites e desenvolver estratégias para regular sua autoestima. O caminho para fora de dinâmicas relacionais não saudáveis exige tempo, paciência e autorreflexão. É um processo que envolve desafios, mas que, em última análise, leva a mais autonomia, autoconfiança e bem-estar. Dê a si mesmo a permissão para priorizar suas necessidades e defender um ambiente relacional mais saudável. Você tem o poder de promover mudanças positivas em sua vida.

5. Processos de Cura

Como encontrar o caminho de volta para si mesmo após um relacionamento tóxico? O caminho para se desvincular de uma pessoa narcisista assemelha-se a uma jornada que exige paciência e coragem. À medida que as feridas do passado cicatrizam, novas perspectivas e padrões de ação se desenvolvem. O acompanhamento profissional pode ajudar a redescobrir recursos enterrados e a redefinir os próprios limites. Neste capítulo, iluminamos os passos decisivos que levam da crise a uma vida autodeterminada.

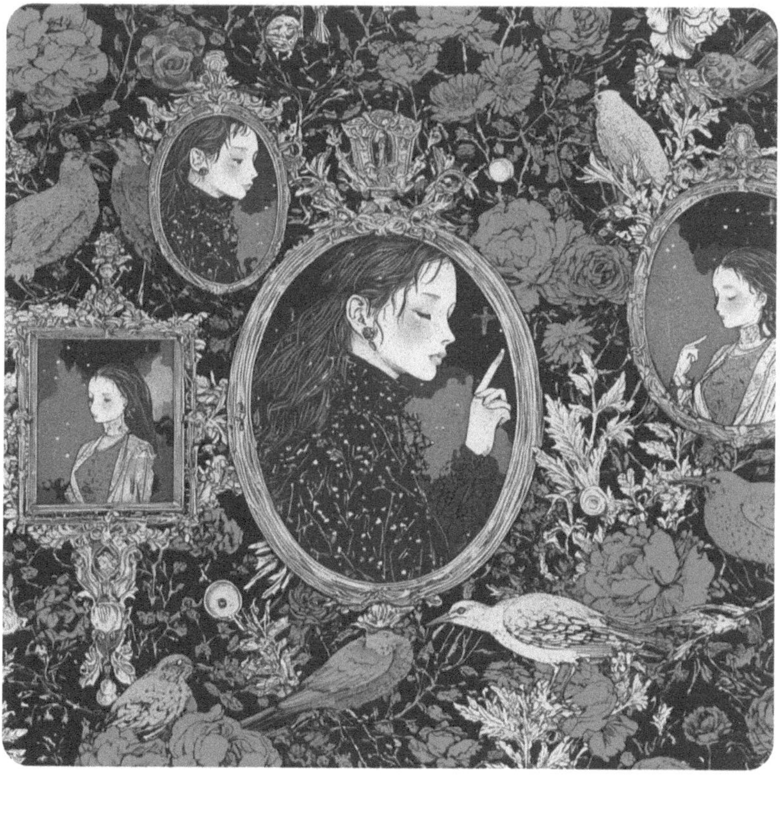

5. 1 Autocuidado

A autocuidado no processo de cura após abuso narcisista é essencial para a estabilização emocional e a construção de uma autoimagem saudável. Envolve a regulação das emoções, a ativação de recursos internos e o desenvolvimento de estratégias de enfrentamento construtivas. Nesse contexto, a superação de padrões disfuncionais e o manejo de ameaças à autoestima representam desafios centrais. O enfrentamento das próprias emoções, pensamentos e comportamentos permite uma compreensão mais profunda das próprias necessidades e promove a autoconsciência. Uma autoimagem estável e a capacidade de autorregulação formam a base para uma vida plena. Descubra a seguir como você pode integrar o autocuidado de forma concreta em seu processo de cura e fortalecer sua autoeficácia.

Verdadeira autocuidado no processo de cura significa não reprimir emoções, mas compreendê-las, aceitá-las e regulá-las de forma construtiva, a fim de encontrar um valor próprio estável.

Estabilização Emocional

A estabilização emocional é um processo que envolve o reconhecimento, compreensão e regulação das emoções. Isso inclui a capacidade de identificar e nomear diferentes estados emocionais, bem como entender os pensamentos, sensações corporais e comportamentos associados [s62]. Um passo importante é diferenciar entre os diferentes "modos", como o modo criança, o modo pai e o modo adulto. Esses modos representam diferentes estados emocionais e estratégias de enfrentamento. Ao trabalhar com esses modos, podem-se reconhecer e regular as emoções desreguladas. Semelhante à terapia de esquemas, onde técnicas como a trabalho de cadeira são utilizadas, trata-se de integrar esses modos e desenvolver um diálogo interno saudável [s63] [s62]. Por exemplo, uma transição do modo criança irritada para o modo adulto calmante pode ser alcançada por meio de técnicas de autocuidado direcionadas. A capacidade de regular emoções é fundamental para uma experiência emocional estável. Isso não significa suprimir emoções, mas expressá-las e processá-las de maneira adequada [s63]. A terapia artística oferece diversas possibilidades nesse sentido. Por meio de processos criativos, como a pintura, as emoções podem ser externalizadas e refletidas. A valorização das próprias obras artísticas promove a autoaceitação e a autocompaixão, o que, por sua vez, contribui para a estabilização emocional [s63]. A terapia artística apoia a integração de diferentes partes da personalidade e fortalece a função adulta saudável, promovendo o contato com os próprios sentimentos e necessidades [s63]. Ao mesmo tempo, ajuda a melhorar a percepção de situações, conflitos e relacionamentos, além de testar a realidade [s63]. Isso permite superar padrões destrutivos e possibilitar a satisfação das necessidades básicas [s63]. Um ambiente estável e seguro também é importante para a estabilização emocional. Rotinas e horários consistentes ajudam a promover a consistência emocional e comportamental [s64]. Isso é especialmente relevante para os pais, que precisam oferecer um ambiente estável para apoiar o desenvolvimento

emocional de seus filhos [s64]. A relação terapêutica também oferece um espaço seguro onde as necessidades podem ser expressas e validadas [s62]. A validação das emoções por uma pessoa de referência ou terapeuta desempenha um papel importante no processo de estabilização emocional. Por meio da experiência de compreensão e aceitação, os afetados aprendem a aceitar e regular melhor suas próprias emoções. A estabilização emocional é um processo contínuo que requer prática e paciência. Trata-se de entender, aceitar e lidar de maneira construtiva com as próprias emoções.

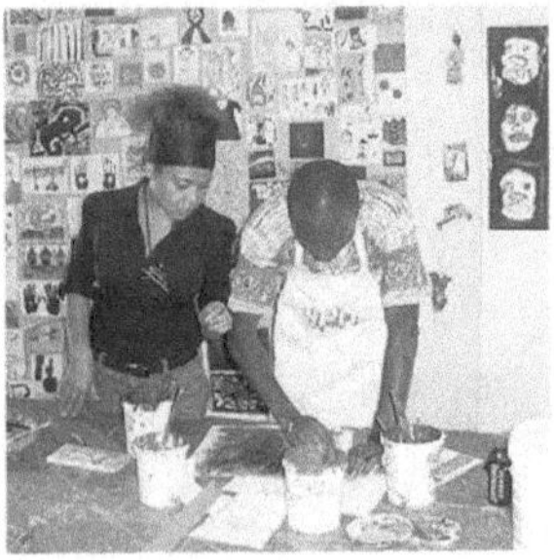

Arteterapia [i5]

Bom saber

Emoções Desreguladas

No contexto de um relacionamento narcisista, podem surgir emoções desreguladas, caracterizadas por oscilações de humor intensas, reações exageradas e dificuldades no controle emocional. Essas podem ser causadas pela dinâmica tóxica do relacionamento e pela negligência ou abuso emocional. Práticas de autocuidado, como mindfulness e técnicas de autocuidado, podem ajudar a lidar com essas emoções e recuperar a estabilidade emocional.

Terapia de Esquemas

A terapia de esquemas é uma abordagem terapêutica que se concentra na identificação e mudança de padrões emocionais profundamente enraizados (esquemas) que se formaram na infância e podem levar a problemas na vida adulta. No contexto do abuso narcisista, a terapia de esquemas pode ajudar a processar os efeitos de experiências traumáticas e romper padrões de relacionamento não saudáveis. Ela apoia o desenvolvimento de estratégias de enfrentamento e promove o autocuidado para construir estabilidade emocional e uma autoimagem saudável.

Progresso da Estabilidade Emocional

Ilustra a progressão típica da estabilidade emocional durante a recuperação do abuso narcisista.

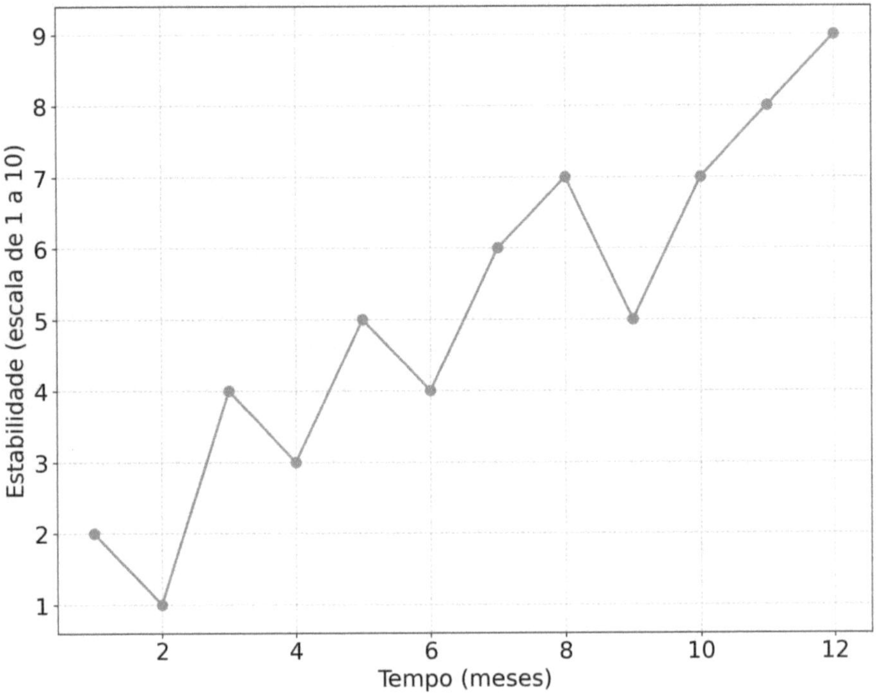

O gráfico mostra um período inicial de intensa flutuação emocional, seguido por um aumento gradual da estabilidade. Embora possam ocorrer contratempos, a tendência geral é para uma maior regulação emocional e resiliência. Isso destaca a importância de práticas consistentes de autocuidado e apoio terapêutico.

Ativação de Recursos

A ativação de recursos no contexto do autocuidado em transtorno de personalidade narcisista visa fortalecer a selbstwirksamkeit e promover a autorregulação. Para pessoas com estruturas de personalidade pouco integradas, o foco está no treinamento da percepção corporal e na melhoria da capacidade de expressar verbalmente sentimentos e necessidades [s65]. A percepção consciente de sinais corporais, como tensão ou relaxamento, pode servir como um ponto de ancoragem e fortalecer a conexão consigo mesmo. Ao mesmo tempo, nomear emoções permite uma percepção mais diferenciada da vida interior e facilita a comunicação com os outros. Para estruturas de personalidade mais integradas, a conexão de experiências emocionais com vivências positivas torna-se central para melhorar a autorregulação [s65]. Lembranças de experiências de sucesso ou momentos de alegria podem ser utilizadas como recursos para encontrar estabilidade em situações emocionalmente desafiadoras. Através do foco consciente nessas âncoras positivas, um equilíbrio interno pode ser criado e a regulação emocional pode ser aprimorada. A relação terapêutica oferece um espaço protegido para descobrir e ativar esses recursos. O terapeuta apoia a pessoa a reconhecer e utilizar suas forças e habilidades, promovendo assim o autocuidado e aumentando a autoeficácia. Por exemplo, a elaboração conjunta de uma lista de recursos pessoais, como hobbies, contatos sociais ou habilidades especiais, pode ajudar a fortalecer a resiliência e aumentar a autoestima. A ativação regular desses recursos pode criar um ciclo positivo que promove a estabilidade emocional e o bem-estar geral.

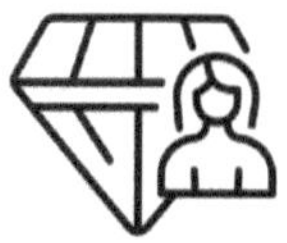

Bom saber

Estrutura de Personalidade Integrada

Uma estrutura de personalidade integrada é caracterizada por uma autoimagem estável, a capacidade de autorreflexão e uma autoestima realista. Em contraste, pessoas com uma estrutura de personalidade pouco integrada têm dificuldades em entender e regular suas emoções e necessidades, o que frequentemente se manifesta em uma autoestima instável e uma forte dependência de validação externa.

Percepção Corporal

Percepção corporal descreve a capacidade de perceber e interpretar conscientemente os sinais do próprio corpo. Para pessoas com transtorno de personalidade narcisista, o treinamento da percepção corporal pode ser útil para reconhecer precocemente sinais de estresse ou sobrecarga emocional e reagir adequadamente. Isso pode ser apoiado por exercícios como yoga, meditação ou relaxamento muscular progressivo.

Ativação de Recursos para Autocuidado

Acessibilidade de recursos de autocuidado

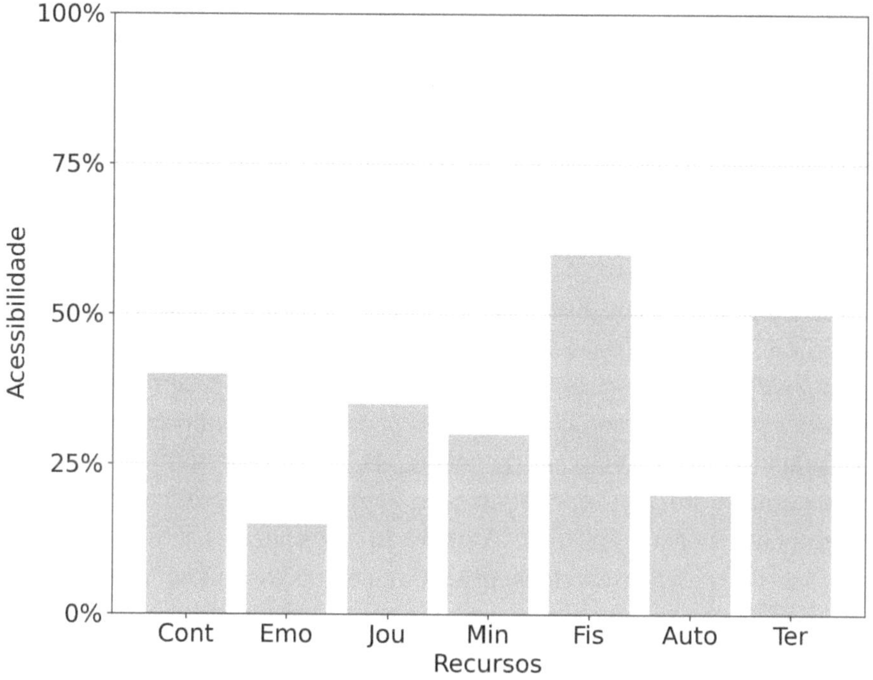

Auto: Autocompaixão

Emo: Regulação Emocional

Jou: Diário

Ter: Terapia/Suporte

Cont: Definindo Limites

Fis: Saúde Física

Min: Atenção Plena

Este gráfico destaca os níveis variáveis de acessibilidade para diferentes recursos de autocuidado. Embora alguns recursos, como estabelecer limites e buscar terapia, mostrem acessibilidade moderada, outros, como regulação emocional e autocompaixão, permanecem significativamente desafiadores. Isso sugere uma necessidade de esforços focados em melhorar o acesso a esses recursos cruciais para indivíduos que trabalham em direção ao autocuidado, especialmente no contexto do transtorno de personalidade narcisista, onde essas habilidades são frequentemente subdesenvolvidas.

Fortalecimento da Autoestima

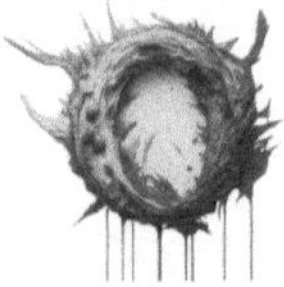

O fortalecimento da autoestima baseia-se em uma autoimagem realista e requer estratégias construtivas para lidar com ameaças à autoestima [s66]. Em vez de estabelecer expectativas irreais sobre si mesmo, trata-se de reconhecer e aceitar igualmente as próprias forças e fraquezas. Esse processo de autoaceitação forma a base para uma autoestima estável, que é menos suscetível a influências externas. É importante reconhecer diálogos internos negativos e autocríticas excessivas e substituí-los por pensamentos positivos e de apoio. Por exemplo, a formulação "Eu cometi um erro, mas posso aprender com isso" pode ser mais útil do que "Eu sou um fracasso". A regulação da autoestima, ou seja, a capacidade de lidar com flutuações na autoestima, é aprimorada pela reflexão sobre as próprias emoções e padrões de comportamento [s66]. A Terapia Cognitivo-Comportamental (TCC) oferece ferramentas úteis, como a reestruturação cognitiva, para identificar e modificar padrões de pensamento negativos [s66]. A reflexão consciente sobre os próprios pensamentos e sentimentos pode ajudar a reconhecer comportamentos não saudáveis que minam a autoestima e substituí-los gradualmente por estratégias construtivas de enfrentamento. A percepção e nomeação consciente das emoções – como anotar reações emocionais em um diário – apoia esse processo e promove a autoconsciência. A confrontação com situações que geram ansiedade no contexto da exposição comportamental, uma outra técnica da TCC, pode ajudar a acumular novas experiências positivas e fortalecer a autoestima de forma duradoura [s66]. Por exemplo, o medo da rejeição pode ser gradualmente reduzido por meio do estabelecimento ativo de contatos sociais, fortalecendo a autoconfiança nas interações com outras pessoas.

Bom saber

Ameaças à Autoestima

Em pessoas com transtorno de personalidade narcisista, ameaças à autoestima podem desencadear reações emocionais intensas, como raiva, vergonha ou medo, uma vez que sua autoestima é frequentemente frágil e depende da validação externa.

Exposição Comportamental

A exposição comportamental apoia os afetados a enfrentarem gradualmente seus medos, como o medo de críticas ou rejeição. Experiências positivas nessas situações podem fortalecer a autoestima.

Terapia Cognitivo-Comportamental (TCC)

A TCC pode ajudar pessoas com transtorno de personalidade narcisista a reconhecer e modificar padrões de pensamento e comportamentos desfavoráveis que levam a problemas na autoestima.

Áreas de Foco na Autoestima e Autocuidado (Contexto TPN)

Distribuição de áreas de foco para construir autoestima genuína.

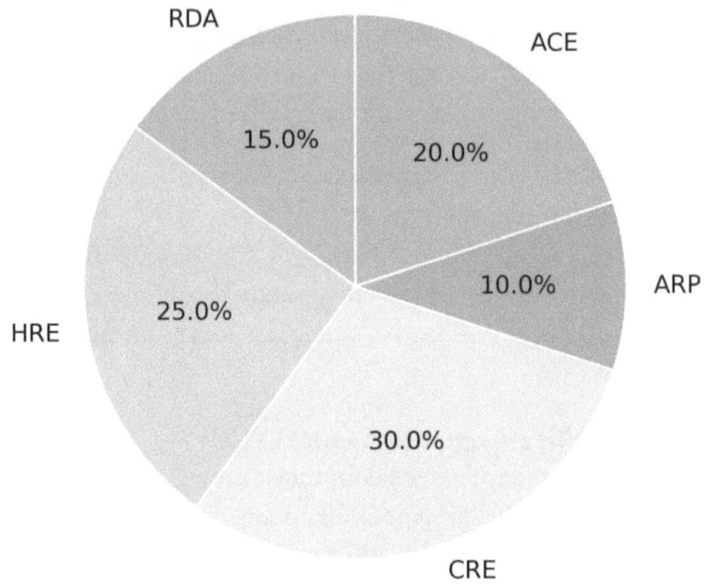

ACE: Autocompaixão/Aceitação | ARP: Autocrescimento Pessoal
CRE: Controle Regulatório Emocional | HRE: Habilidades Relacionais Eficazes
RDA: Realista Distinção de Autoavaliação

Este gráfico destaca a importância de abordar vários aspectos da autoestima e do autocuidado no contexto do transtorno de personalidade narcisista. Uma parte significativa concentra-se na regulação emocional, enfatizando a necessidade de desenvolver mecanismos saudáveis de enfrentamento para o sofrimento emocional. O desenvolvimento de habilidades interpessoais sugere a necessidade de cultivar relacionamentos mais saudáveis com base na empatia e no respeito mútuo. A autocompaixão e a aceitação representam a base para uma mudança duradoura, enquanto a autoavaliação realista encoraja uma visão equilibrada dos pontos fortes e fracos. Por fim, o crescimento pessoal concentra-se em promover a autoestima genuína além da validação externa.

Conselhos concretos

- Crie pequenos rituais diários de silêncio para perceber melhor sua voz interior.
- Conecte seu autocuidado com a expressão criativa: escreva poemas sobre seus sentimentos ou compõe melodias que reflitam seu humor.
- Desenvolva um "kit de primeiros socorros" pessoal para emergências emocionais: coloque nele coisas que lhe tragam conforto, como um livro favorito ou um óleo aromático.
- Vá à natureza e encontre uma árvore ou uma pedra que simbolize sua resiliência. Toque-a regularmente e sinta sua força.
- Transforme diálogos internos negativos em uma conversa com sua criança interior: responda a ela com compaixão e compreensão, como faria com uma criança de verdade.
- Visualize em sua mente um lugar seguro onde você se sinta acolhido. Visite esse lugar em sua imaginação sempre que precisar de conforto e proteção.
- Desenvolva um símbolo pessoal para sua cura, como uma pedra preciosa ou uma pintura feita por você. Carregue-o com você e lembre-se de sua força.
- Mova-se intuitivamente ao som de músicas que expressem suas emoções. Deixe seu corpo liberar os sentimentos.
- Escreva uma carta de amor para si mesmo, reconhecendo todas as suas qualidades e forças positivas.
- Passe tempo com animais. Seu afeto imparcial pode ser reconfortante e curativo.
- Colete citações inspiradoras ou afirmações e espalhe-as pela sua casa para se lembrar diariamente de seus objetivos.

5. 2 Abordagens Terapêuticas

As abordagens terapêuticas para o transtorno de personalidade narcisista abordam dificuldades na superação de traumas, na mudança de padrões de comportamento disfuncionais e no desenvolvimento da capacidade de relacionamento. O tratamento inclui a exploração de traumas subjacentes, a modificação de padrões de pensamento e comportamentos, bem como a promoção da autorreflexão e da empatia. Enfrentar esses desafios é um processo complexo que exige tanto do paciente quanto do terapeuta. O caminho para a cura é exigente, mas alcançável: este capítulo oferece orientação e esperança.

> *Uma aliança terapêutica saudável entre o paciente e o terapeuta é essencial para o sucesso da terapia em casos de transtorno de personalidade narcisista, pois forma a base para o enfrentamento de traumas, a mudança de padrões de comportamento e o desenvolvimento da capacidade de relacionamento.*

Superação do Trauma

A superação do trauma no contexto do transtorno de personalidade narcisista (TPN) concentra-se no processamento dos traumas subjacentes que podem ter contribuído para o desenvolvimento do TPN. É importante notar que o TPN nem sempre é causado por traumas, mas experiências traumáticas podem influenciar a origem e a manifestação do transtorno. A terapia visa regular as reações emocionais a esses traumas e desenvolver novas estratégias de enfrentamento. A terapia cognitivo-comportamental (TCC) oferece uma estrutura organizada. A TCC ajuda os pacientes a reconhecer e modificar suas reações habituais a ameaças à autoestima, frequentemente associadas a traumas passados. Por exemplo, um paciente que sofreu críticas constantes na infância pode reagir de forma excessivamente sensível a críticas na vida adulta. Através da TCC, ele aprende a identificar e questionar esses pensamentos e sentimentos automáticos para desenvolver novas reações mais saudáveis. A reestruturação cognitiva, um componente da TCC, auxilia na modificação de padrões de pensamento negativos. Intervenções comportamentais ajudam a enfrentar situações que provocam ansiedade e que lembram o trauma. Assim, um paciente que tem medo de intimidade devido a rejeições anteriores pode aprender gradualmente a construir relacionamentos íntimos. A psicoeducação desempenha um papel importante na TCC. Os pacientes aprendem a entender as conexões entre seus pensamentos, sentimentos e comportamentos. Eles reconhecem como suas experiências traumáticas influenciam suas reações atuais. Além da TCC, existem outras abordagens terapêuticas, como a terapia dialética-comportamental (TDC) e a terapia focada em esquemas (TFE), que são eficazes no tratamento de transtornos de personalidade, especialmente o transtorno de personalidade borderline. A TDC foca na regulação da intensidade emocional, enquanto a TFE aborda esquemas maladaptativos da infância que prejudicam a satisfação das necessidades. Aprender novas habilidades de regulação emocional e enfrentamento do estresse é

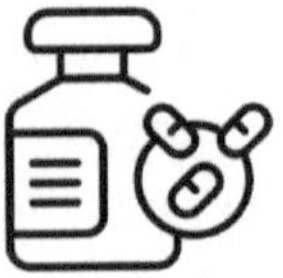

crucial. Essas habilidades ajudam os pacientes a lidar com as consequências emocionais de seus traumas e a evitar padrões de comportamento destrutivos que muitas vezes fazem parte do TPN. A relação terapêutica é de grande importância. Um relacionamento de confiança e apoio com o terapeuta permite que o paciente se sinta seguro e enfrente os difíceis temas da superação do trauma. A terapia não deve se concentrar apenas na redução de comportamentos, mas também encorajar os pacientes a expressar seus sintomas e estressores psicossociais. O tratamento do TPN requer metas realistas e consideração do contexto terapêutico, das relações e da autoestima do paciente. A motivação para a terapia pode ser influenciada por diversos fatores, como ultimatos de familiares ou amigos, insatisfação com a vida ou crises de vida agudas. O tratamento deve focar no desenvolvimento de uma melhor consciência dos padrões maladaptativos e ajudar os pacientes a alcançar progressos mensuráveis. A inclusão de terapia de casal ou em grupo pode ser útil para abordar padrões de relacionamento.

Bom saber

Estressores Psicossociais

Estressores psicossociais são fatores estressantes no ambiente social, como conflitos em relacionamentos, problemas no trabalho ou dificuldades financeiras, que podem intensificar os sintomas do transtorno de personalidade narcisista e influenciar o sucesso da terapia.

Reestruturação Cognitiva

A reestruturação cognitiva ajuda os afetados a identificar padrões de pensamento negativos e distorcidos que influenciam sua autoestima e relacionamentos, substituindo-os por pensamentos mais realistas e úteis. Isso melhora a forma como lidam com críticas e promove uma autoimagem mais saudável.

Abordagens Terapêuticas para Trauma Relacionado ao Abuso Narcisista

Modalidades comuns de terapia para recuperação de trauma de abuso narcisista.

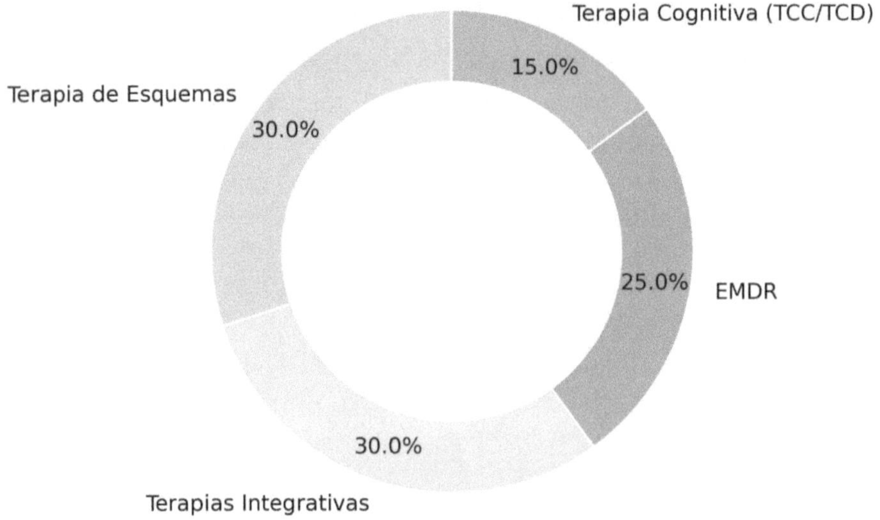

EMDR: EMDR

TC: Terapia Cognitiva (TCC/TCD)

TE: Terapia de Esquemas

TI: Terapias Integrativas

Embora a Terapia de Esquemas e o EMDR sejam destacados como abordagens proeminentes, uma parte significativa utiliza métodos integrativos que combinam várias técnicas. Isso sugere que a recuperação do trauma do abuso narcisista geralmente requer uma abordagem personalizada com base em múltiplas modalidades terapêuticas para lidar com a natureza complexa e multifacetada do trauma.

Quebra de Padrões de Comportamento

Quebrar padrões de comportamento que ocorrem no contexto de um transtorno de personalidade narcisista requer uma abordagem estruturada e a consideração de vários aspectos. Um passo importante é discutir, no início da terapia, as descobertas diagnósticas com o paciente e estabelecer juntos objetivos terapêuticos realistas [s67]. Essa troca serve para ancorar o tratamento e criar uma compreensão mútua da problemática. Ao mesmo tempo, a negociação do quadro de tratamento permite esclarecer as expectativas em relação à terapia e ajuda a identificar potenciais dificuldades no decorrer do tratamento [s67]. Uma aliança terapêutica cooperativa entre paciente e terapeuta não é apenas um objetivo de tratamento, mas também uma estratégia para aumentar a eficácia da terapia [s67]. Além do NPD, devem ser consideradas e, se necessário, tratadas separadamente quaisquer comorbidades, como transtornos de ansiedade ou depressão [s67]. A técnica FRAMES (Feedback, Responsabilidade, Conselhos, Estratégias, Empatia e Autoeficácia) oferece uma abordagem abrangente para promover mudanças de comportamento e apoiar o progresso terapêutico [s68]. Por exemplo, um paciente pode aprender, por meio de feedback regular, a avaliar melhor seus comportamentos em interações sociais e a desenvolver reações mais adequadas por meio da criação de novas estratégias. Compreender as kognitiven_verzerrungen que ocorrem frequentemente em pessoas com NPD – como a tendência de levar críticas para o lado pessoal ou desmerecer as conquistas dos outros – é crucial para tornar o processo terapêutico eficaz e alcançar progressos [s68]. Um paciente que reconhece suas próprias percepções distorcidas e padrões de pensamento pode questioná-los no contexto terapêutico e desenvolver perspectivas alternativas.

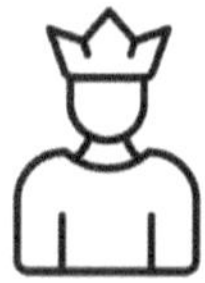

Bom saber

Aliança Terapêutica

A aliança terapêutica descreve a relação terapêutica e a colaboração entre paciente e terapeuta. Uma aliança terapêutica forte, baseada em confiança, respeito e objetivos comuns, é crucial para o sucesso da terapia, especialmente no tratamento de um transtorno de personalidade narcisista. Ela promove a motivação do paciente para se envolver no processo terapêutico e provocar mudanças.

Comorbidades

Comorbidades são doenças mentais adicionais que podem ocorrer simultaneamente com um transtorno de personalidade narcisista. Exemplos incluem transtornos de ansiedade, depressão, abuso de substâncias ou outros transtornos de personalidade. O tratamento de comorbidades é importante para melhorar o estado geral de saúde do paciente e apoiar o sucesso da terapia para o transtorno de personalidade narcisista.

Quadro de Tratamento

O quadro de tratamento em um transtorno de personalidade narcisista abrange as regras, limites e expectativas acordadas para a terapia. Ele cria uma estrutura e clareza para o processo terapêutico e serve como base para uma colaboração confiável e eficaz entre paciente e terapeuta. Aspectos do quadro de tratamento podem incluir a frequência e duração das sessões, os custos, a confidencialidade e os papéis do paciente e do terapeuta.

Taxas de sucesso de abordagens terapêuticas

Sucesso de diferentes terapias para TNP

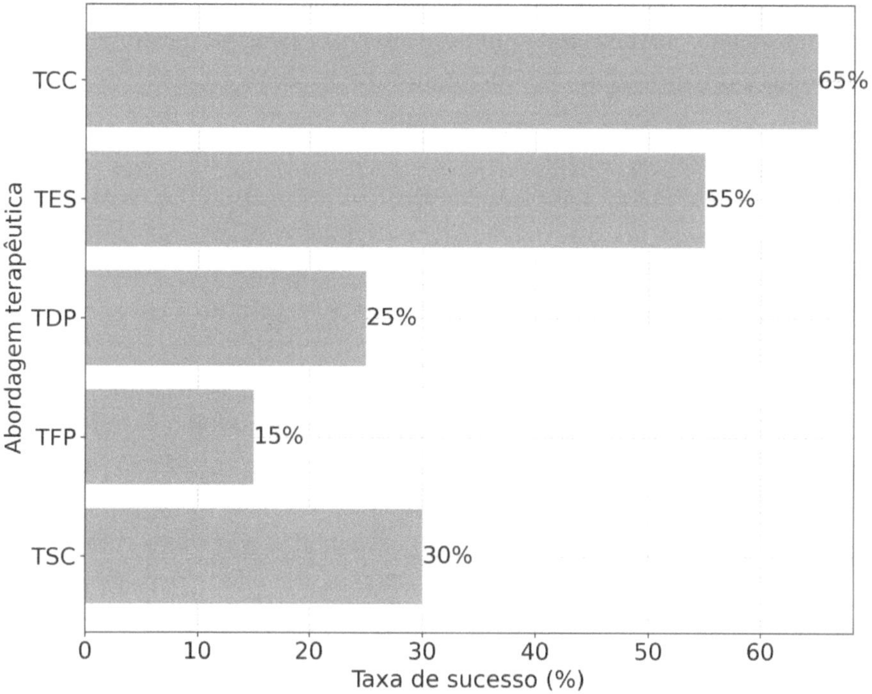

TCC: Terapia Cognitivo-Comportamental

TES: Terapia de Apoio

TSC: Terapia do Esquema

TDP: Terapia Psicodinâmica

TFP: Terapia focada na transferência

A terapia do esquema mostra a maior taxa de sucesso, seguida pela psicoterapia focada na transferência. As outras abordagens mostram taxas de sucesso significativamente menores, com a terapia de apoio parecendo ser a menos eficaz.

Desenvolver a capacidade de relacionamento

O desenvolvimento da capacidade de relacionamento em um transtorno de personalidade narcisista começa com a promoção da autorreferência [s69]. Somente quem considera e compreende seus próprios comportamentos, pensamentos e sentimentos em relacionamentos pode começar a mudar padrões desfavoráveis. Essa auto-observação pode ser estimulada por perguntas direcionadas no contexto terapêutico, como quando o paciente analisa suas interações com os outros e reflete sobre os impactos de suas ações no outro. Um aspecto importante é fortalecer a motivação do paciente para a mudança [s69]. Assim como na superação de traumas, onde a disposição para enfrentar experiências dolorosas é crucial, aqui também o desejo de melhorar a capacidade de relacionamento deve estar intrinsecamente enraizado. Esse processo pode ser apoiado pela exploração das vantagens e desvantagens do comportamento atual, bem como dos potenciais benefícios de uma capacidade de relacionamento aprimorada. A própria relação terapêutica serve como um modelo para uma interação saudável e pode proporcionar ao paciente novas experiências no manejo da proximidade e da empatia. Intervenções que visam aumentar a aceitação emocional e a clareza são úteis não apenas no contexto do NPD, mas também se aplicam a outros transtornos de personalidade [s70]. A aceitação das próprias emoções, sem avaliá-las ou reprimi-las, forma a base para uma melhor compreensão das próprias necessidades e das necessidades dos outros. A clareza sobre as próprias emoções também permite uma comunicação mais diferenciada e reduz mal-entendidos nas interações interpessoais. É importante considerar que não existe uma abordagem terapêutica universalmente superior e que a seleção dos métodos deve ser adaptada individualmente [s71]. Assim, um paciente que tem dificuldades em adotar a perspectiva dos outros pode ser incentivado por meio de exercícios de tomada de perspectiva e empatia. Outro paciente, que tende a priorizar suas

necessidades em relação às dos outros, poderia se beneficiar de exercícios que promovam a disposição para compromisso e cooperação.

Bom saber

Autorreferência

A autorreferência é, no contexto terapêutico, a capacidade de questionar e compreender o próprio pensar, sentir e agir. É um passo importante para reconhecer e mudar padrões disfuncionais que prejudicam os relacionamentos com outras pessoas. No tratamento do narcisismo, a autorreferência é essencial para reconhecer os impactos do próprio comportamento sobre os outros e desenvolver empatia.

Disposição para Compromisso

A disposição para compromisso descreve a capacidade de alinhar as próprias necessidades e desejos com os de outras pessoas e encontrar soluções conjuntas que sejam aceitáveis para todos os envolvidos. No contexto da terapia do narcisismo, o desenvolvimento da disposição para compromisso é um passo importante para melhorar os relacionamentos com outras pessoas e resolver conflitos de forma construtiva.

Tomada de Perspectiva

A tomada de perspectiva é a capacidade de se colocar no lugar de outra pessoa e entender seus pensamentos e sentimentos. É uma parte importante da empatia e, no contexto da terapia do narcisismo, um ponto central para reconhecer os impactos do próprio comportamento sobre os outros.

Progresso Terapêutico no Transtorno de Personalidade Narcisista

Correlação entre progresso terapêutico, tempo investido e estabilidade emocional.

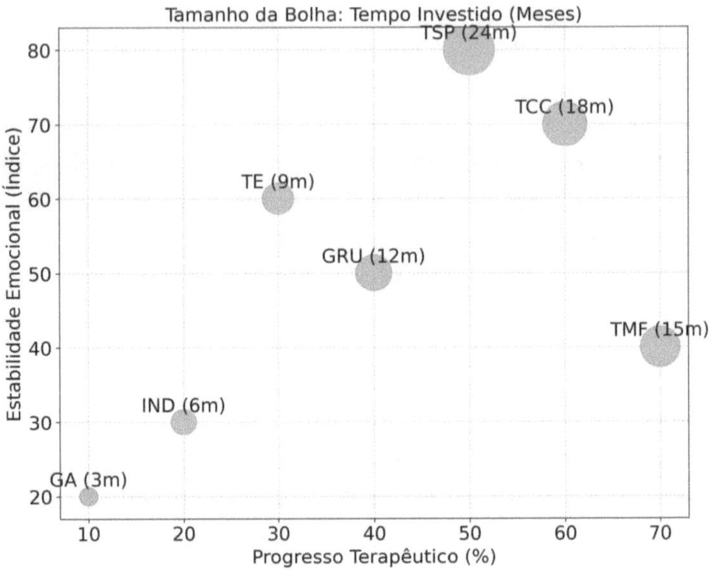

Blasengröße: Tempo Investido (Meses)

GA: Grupos de Apoio

IND: Terapia Individual

TE: Terapia de Esquemas

TSP: Terapia de Suporte Psicodinâmico

GRU: Terapia em Grupo

TCC: Terapia Cognitivo-Comportamental

TMF: Terapia Multifamiliar

O gráfico sugere que um maior investimento de tempo em terapia geralmente se correlaciona com maior progresso e estabilidade emocional. No entanto, alguns indivíduos com investimento moderado de tempo demonstram maior estabilidade emocional do que aqueles com menor progresso, indicando outros fatores contribuintes. Por outro lado, alguns indivíduos mostram progresso significativo apesar do menor investimento de tempo, destacando a variação individual na resposta à terapia e o potencial para progresso inicial rápido. O tamanho das bolhas enfatiza que os ganhos de estabilidade são mais pronunciados onde o progresso e o investimento de tempo se cruzam significativamente.

Conselhos concretos

- Conecte sua respiração com a imagem de expelir emoções pesadas como fumaça e inspirar tranquilidade como ar fresco.
- Desenvolva uma imagem interna de si mesmo como uma árvore forte, que permanece firmemente enraizada apesar da tempestade e da chuva.
- Sinta em seu corpo onde estão as bloqueios emocionais e tente liberar essas áreas suavemente através de movimento ou toque.
- Crie um altar de amor-próprio com objetos que o lembrem de suas forças e conquistas.
- Escreva uma história sobre seu processo de cura, na qual você é o personagem principal que supera todos os desafios.
- Perdoe a si mesmo e aos outros por feridas passadas. Imagine-se simbolicamente soltando uma pedra que o tem pesado.
- Desenvolva um ritual de gratidão, anotando diariamente três coisas pelas quais você é grato.
- Transforme suas cicatrizes em símbolos de força e resiliência. Veja-as como sinais de sua jornada de vida.
- Busque a proximidade de pessoas que lhe fazem bem e lhe oferecem energia positiva.
- Deixe-se inspirar pela natureza: observe o ciclo de vida e morte e reconheça seu próprio poder de renovação.
- Permita-se integrar alegria infantil e leveza em sua vida. Brinque, ria e seja criativo.
- Encontre sua própria linguagem de cura: cante, dance, pinte ou escreva sobre seus sentimentos e experiências.

5. 3 Recuperação Sustentável

A recuperação sustentável de um transtorno de personalidade narcisista requer um trabalho contínuo na própria personalidade. Esse processo envolve o desenvolvimento de empatia, a regulação das emoções e a construção de relacionamentos saudáveis. Ele apresenta desafios para os afetados, mas ao mesmo tempo oferece a oportunidade de uma vida mais plena. Esta seção ilumina as oportunidades e dificuldades associadas, sem antecipar soluções concretas. Descubra seu potencial para mudanças positivas e comece sua jornada em direção a um eu mais estável e autêntico.

A recuperação sustentável de padrões narcisistas requer autorreflexão contínua e a disposição para reconhecer antigos padrões de relacionamento e substituí-los por interações autênticas e respeitosas.

Desenvolvimento da Personalidade

O desenvolvimento da personalidade no contexto de um transtorno de personalidade narcisista (TPN) significa aprender novos padrões de pensamento e comportamento. Os afetados frequentemente desenvolvem, na infância, estratégias não saudáveis para lidar com feridas emocionais e necessidades. O desenvolvimento da personalidade visa reconhecer essas estratégias e substituí-las por outras mais saudáveis. Um passo importante é a reflexão sobre a própria autoimagem. Muitas vezes, existe uma discrepância entre o eu grandioso, apresentado externamente, e o eu interno, vulnerável. Essa discrepância deve ser reduzida, aprendendo a perceber a si mesmo de forma realista – com forças e fraquezas. A aceitação da própria imperfeição é um marco importante. Em vez de negar os próprios erros ou projetá-los em outros, trata-se de assumir a responsabilidade por suas ações. Isso pode significar pedir desculpas por comportamentos prejudiciais e aceitar críticas construtivas. Outro aspecto do desenvolvimento da personalidade é o desenvolvimento de empathie. Pessoas com TPN frequentemente têm dificuldades em reconhecer e respeitar os sentimentos e necessidades de outras pessoas. Aqui, pode ser útil ouvir ativamente e se colocar na perspectiva do outro. Em vez de focar em si mesmo durante a conversa, pratica-se realmente entender o que o outro está comunicando. As conversas podem se tornar uma troca, em vez de um monólogo apresentando os próprios pensamentos e sentimentos. Através da percepção consciente das reações do interlocutor – expressões faciais, gestos e escolha de palavras – pode-se aprender a verificar o impacto das próprias palavras e ações. Isso promove a selbstreflexion e permite uma adaptação do comportamento no relacionamento com os outros. A regulação das emoções também é um ponto central. Mudanças de humor intensas, raiva e sensibilidade são sintomas comuns do TPN. Para controlá-las, várias técnicas podem ser aprendidas, como exercícios de atenção plena ou relaxamento muscular progressivo. Essas técnicas ajudam a perceber e controlar melhor o próprio corpo e sentimentos. Em vez de reagir impulsivamente, aprende-se a pausar e decidir conscientemente como lidar com uma situação. Isso pode significar, por exemplo, sair de um ambiente tenso e retornar apenas quando se está mais calmo. A longo prazo, isso leva a uma maior estabilidade emocional e a um melhor manejo do estresse. A construção de relacionamentos saudáveis é outro componente importante do desenvolvimento da personalidade.

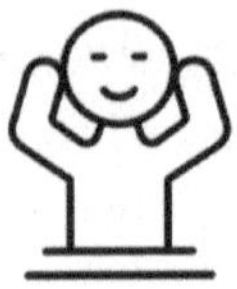

Muitas vezes, os relacionamentos de pessoas com TPN são marcados por jogos de poder, manipulação e falta de proximidade emocional. Para construir relacionamentos saudáveis, baseados no respeito mútuo, é necessário reconhecer e mudar antigos padrões de relacionamento. Isso significa levar a sério as necessidades do parceiro e fazer concessões. Em vez de idealizar ou desvalorizar o parceiro, aprende-se a aceitá-lo como uma personalidade independente, com forças e fraquezas. Poder permitir autenticidade e vulnerabilidade nos relacionamentos contribui para desenvolver proximidade e confiança genuínas. O desenvolvimento da autoeficácia também é relevante. Pessoas com TPN frequentemente definem seu valor próprio com base em fatores externos, como sucesso, reconhecimento e admiração. No âmbito do desenvolvimento da personalidade, trata-se de fortalecer o valor próprio independentemente de fatores externos. Isso pode ser alcançado através do estabelecimento de metas realistas e da vivência de competência em várias áreas da vida. Aprender novas habilidades, cultivar um hobby ou se envolver em trabalho voluntário pode fortalecer a autoestima e torná-la menos dependente da validação dos outros. O foco se desloca da busca por reconhecimento externo para a descoberta e valorização dos próprios recursos internos. Esse processo requer paciência e trabalho contínuo sobre si mesmo, mas leva a uma maior estabilidade, resilienz e satisfação com a vida a longo prazo. O enfrentamento da própria personalidade permite viver de forma autêntica e construir relacionamentos gratificantes. É um processo vitalício que traz constantemente novos desafios e oportunidades de desenvolvimento.

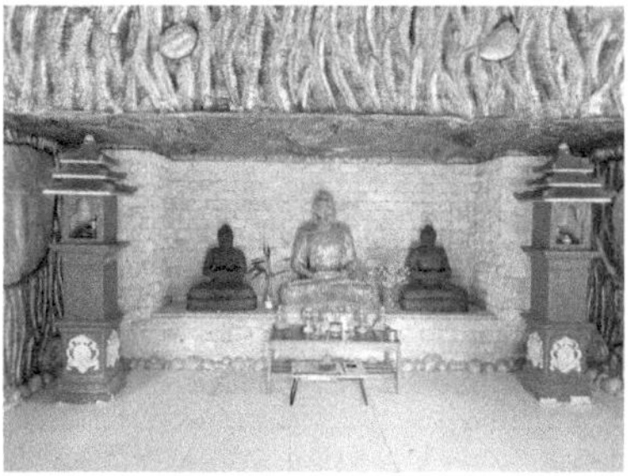

Exercícios de atenção plena [i6]

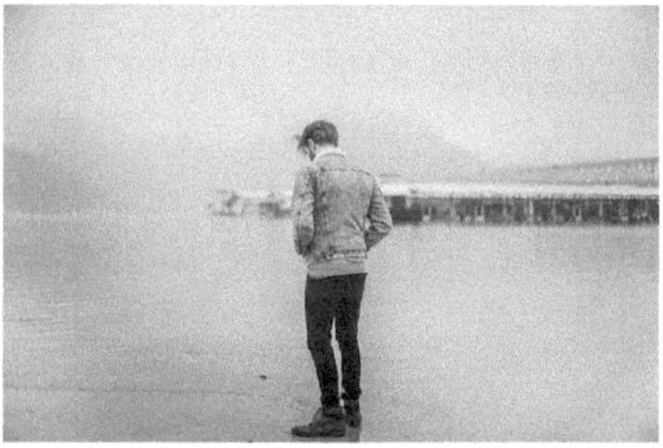

Autorreflexão [i7]

Bom saber

Autenticidade

No contexto da recuperação do TPN, autenticidade significa ser honesto consigo mesmo e com os outros, permitindo a própria vulnerabilidade. Isso é importante para construir relacionamentos verdadeiros e profundos.

Exercícios de Atenção Plena

Exercícios que direcionam a atenção para o momento presente, sem julgamentos. Podem ajudar a regular emoções e controlar reações impulsivas, o que é especialmente importante no TPN.

Progresso da Regulação Emocional e Autoconsciência

Acompanhando o progresso na regulação emocional e autoconsciência durante a recuperação.

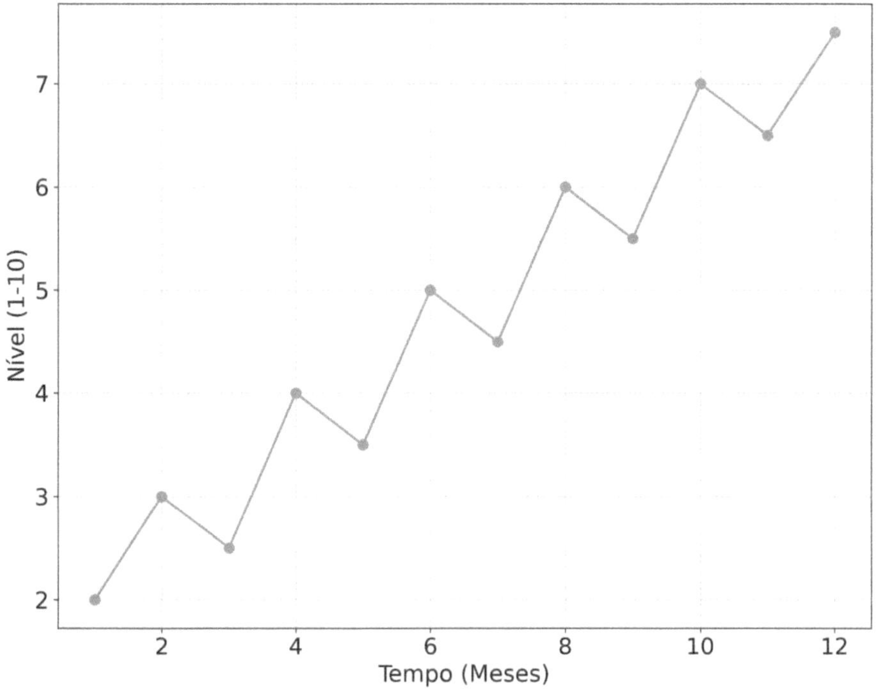

O gráfico indica uma melhoria gradual na regulação emocional e autoconsciência ao longo do tempo. Embora haja flutuações, a tendência geral mostra maior estabilidade e uma capacidade crescente de autorreflexão, sugerindo um desenvolvimento positivo no gerenciamento das emoções e na compreensão das necessidades e comportamentos pessoais.

Perspectivas Futuras

Mudança sustentável e as perspectivas futuras após a terapia de um transtorno de personalidade narcisista estão intimamente ligadas ao desenvolvimento contínuo da personalidade. O foco não está apenas na superação das dificuldades atuais, mas, principalmente, em objetivos de longo prazo e uma vida mais plena. Essa perspectiva envolve a construção de relacionamentos baseados no respeito e no equilíbrio emocional. Em vez de buscar poder e controle, trata-se de crescimento conjunto e apoio mútuo. Um exemplo pode ser a participação ativa em um grupo de apoio, onde se compartilham experiências e se aprende com os progressos dos outros. Isso não apenas solidifica a própria compreensão da doença, mas também proporciona encorajamento e motivação para o processo de recuperação. O desenvolvimento profissional também pode representar um aspecto importante. A concentração nas próprias forças e o desenvolvimento de novas competências possibilitam sucessos profissionais que, independentemente do reconhecimento externo, fortalecem a autoestima. A schematherapie tem se mostrado eficaz para alcançar mudanças sustentáveis e melhorar a funcionalidade geral, o que impacta positivamente nas perspectivas futuras [s72]. Ao lidar com os próprios esquemas, ou seja, os padrões de pensamento e comportamento enraizados, os afetados podem desenvolver novas estratégias mais saudáveis para lidar com desafios e alcançar seus objetivos. Isso contribui não apenas para uma psique mais estável, mas também abre novas possibilidades em diversas áreas da vida. A capacidade de se perceber realisticamente, com forças e fraquezas, permite posicionar-se de forma mais consciente e

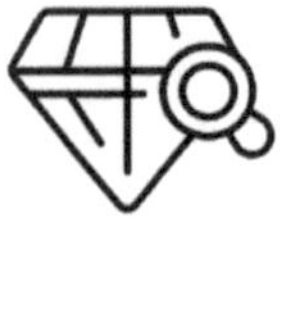

articular claramente as próprias necessidades. Isso promove o desenvolvimento de relacionamentos autênticos, baseados na confiança e na valorização mútua. A construção ativa do futuro após a terapia de um transtorno de personalidade narcisista é um processo contínuo que requer comprometimento, autorreflexão e disposição para a mudança. No entanto, oferece a oportunidade de uma vida mais plena, com relacionamentos mais estáveis e uma autoestima fortalecida. A terapia de esquemas pode oferecer um apoio valioso, ajudando a abordar as causas subjacentes do transtorno e a promover mudanças de longo prazo [s72]. O investimento no próprio desenvolvimento pessoal compensa, abrindo caminho para um futuro positivo e sustentável.

Bom saber

Grupo de Apoio

Um grupo de pessoas que se encontram regularmente para se apoiar mutuamente na superação de um desafio comum, como um transtorno de personalidade narcisista. A troca de experiências e o encorajamento mútuo podem promover o processo de recuperação e reduzir a sensação de isolamento.

Perspectiva Futura - Recuperação Sustentável

Progresso em todas as áreas da vida

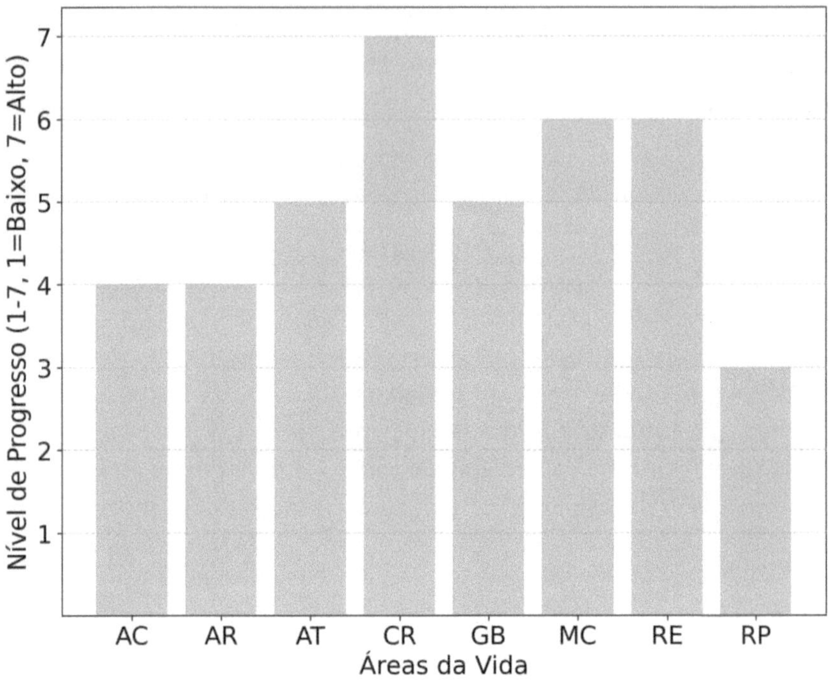

AC: Atividades de Lazer

AR: Autoestima

AT: Atenção Plena e Lidar

CR: Cuidado Próprio

GB: Definir Metas e Limites

RE: Regulação Emocional

RI: Relacionamentos Interpessoais

RP: Trabalho/Produtividade

Este gráfico reflete uma trajetória positiva em várias áreas-chave, indicando progresso em direção a uma recuperação sustentável. Embora permaneçam desafios em algumas áreas, a tendência geral sugere aumento da estabilidade e do bem-estar. As melhorias notáveis na autoestima e nos relacionamentos interpessoais são particularmente encorajadoras, pois essas áreas costumam ser significativamente impactadas. O foco contínuo nessas áreas, juntamente com o esforço consistente em outras áreas, provavelmente levará a um maior crescimento e a um futuro mais gratificante.

Conselhos concretos

- Entrelaçar suas forças conscientemente em seu cotidiano para ativar recursos e sentir sua autoeficácia.
- Explore a natureza como um reflexo de sua alma: observe processos de crescimento e reconheça as semelhanças com seu próprio desenvolvimento.
- Desenvolva um ritual pessoal de cura que envolva todos os seus sentidos: cheiro, som, toque, sabor e imagem.
- Colete "locais de poder" em sua vizinhança: lugares onde você encontra calma e energia e que visita regularmente.
- Crie um "jardim interno": visualize um lugar dentro de si onde você cultiva e deixa crescer seus pensamentos e sentimentos.
- Transforme crenças negativas em afirmações positivas: formule seus objetivos e desejos no presente, como se já estivessem realizados.
- Conte sua história pessoal de cura repetidamente, para valorizar seus progressos e fortalecer sua resiliência.
- Busque o diálogo com seu corpo: preste atenção aos seus sinais e necessidades e responda com atenção e cuidado.
- Encontre seu próprio ritmo de cura: respeite suas necessidades individuais de descanso e atividade.
- Integre formas de expressão artística em seu cotidiano para canalizar e processar seus sentimentos e pensamentos.
- Pratique a autocompaixão: trate a si mesmo com a mesma bondade e compreensão que você ofereceria a um bom amigo.

Revisão - 5. Processos de Cura

O processo de cura após experiências de abuso narcisista é um caminho individual que requer tempo, paciência e autocuidado. Começa com a estabilização do seu mundo emocional. Em vez de ser dilacerado por sentimentos avassaladores, você aprende a reconhecer, nomear e regular suas emoções. Imagine seus estados emocionais como partes internas da personalidade – a criança ferida, o pai crítico e o adulto racional. Pratique distinguir entre essas partes e traga o adulto tranquilizador para o primeiro plano. Encontre seus pontos de ancoragem pessoais – como uma música amada, um banho relaxante ou uma caminhada na natureza – que o ajudem a encontrar calma em momentos de estresse. A arteterapia ou a escrita em diário podem ajudá-lo a expressar e processar seus sentimentos. Crie rotinas fixas e uma rotina diária estável para promover seu equilíbrio emocional.

No próximo passo, trata-se de ativar seus recursos internos. O que lhe dá força? Quais habilidades e talentos você possui? Concentre-se em suas forças e sucessos, em vez de se focar em suas fraquezas. Faça uma lista de seus recursos pessoais – amizades, hobbies, características positivas – e recorra a eles conscientemente em situações desafiadoras. Se você tiver dificuldades em expressar seus sentimentos e necessidades, pratique treinar sua percepção corporal. Preste atenção a sinais físicos como tensão ou relaxamento. Nomear suas emoções pode ajudá-lo a entender melhor seu interior e a se comunicar com os outros sobre isso. Na terapia, você pode descobrir e ativar esses recursos de forma direcionada para fortalecer sua autoeficácia.

Um saudável senso de autoestima é essencial para o processo de cura. Permita-se reconhecer suas forças e fraquezas igualmente. A autoaceitação é a chave para uma autoestima estável que não depende da validação externa. Preste atenção a diálogos internos negativos e substitua-os por afirmações positivas. Em vez de se menosprezar, pratique a autocompaixão. Técnicas de terapia comportamental, como a reestruturação cognitiva, podem ajudá-lo a mudar padrões de pensamento negativos e desenvolver novos pensamentos mais úteis. Estabeleça metas realistas e celebre seus sucessos. A confrontação gradual com situações que provocam medo pode ajudá-lo a acumular novas experiências positivas e fortalecer sua autoconfiança.

O desenvolvimento de sua capacidade de relacionamento é outro passo importante. Reflita sobre seus padrões de comportamento em relacionamentos e considere quais são os impactos de suas ações sobre os outros. Pratique ouvir ativamente e adotar a perspectiva do seu interlocutor. Aprenda a fazer concessões e a respeitar as necessidades dos outros. Autenticidade e vulnerabilidade em relacionamentos são a chave para a verdadeira proximidade e confiança. Não hesite em buscar apoio – seja por meio de um grupo de autoajuda ou terapia. A troca com outras pessoas afetadas pode ajudá-lo a se sentir menos sozinho e a ganhar novas perspectivas.

O processo de cura é uma jornada que você percorre passo a passo. Haverá desafios e retrocessos, mas não se deixe desanimar por isso. Cada pequena mudança que você alcançar é um sucesso. Celebre seus progressos e sinta orgulho de si mesmo. Você tem a força para curar e levar uma vida plena. Confie em seus recursos e em sua capacidade de mudança. O futuro está em suas mãos.

Ofertas adicionais gratuitas planejadas

Temos o prazer de oferecer futuramente materiais complementares gratuitos para este livro:

- Um capítulo bônus exclusivo com conteúdo adicional
- Um resumo compacto de todo o livro em formato PDF
- Uma versão em radionovela (Em Planejamento)

A publicação destes materiais está prevista para 2025.
Sinta-se à vontade para visitar nosso site hoje mesmo. Assim que nosso serviço de newsletter for lançado (previsto para 2025), você poderá se registrar para receber atualizações e não perder nenhuma novidade sobre as ofertas adicionais gratuitas.

www.SaageBooks.com/pt/
transtorno_de_personalidade_narcisista-bonus-1WB2OC

Caros leitores,

Nos sentimos profundamente honrados por terem dedicado tempo para ler nosso livro do início ao fim. Nosso maior desejo é fornecer insights valiosos e orientação prática. Sua confiança em nosso trabalho significa muito para nós. Esperamos que a leitura tenha sido enriquecedora para vocês. Se tiverem alguma dúvida ou sugestão, não hesitem em nos contactar através do nosso site.

Se gostaram deste livro, agradeceríamos muito uma avaliação honesta. Vocês podem facilmente deixar sua avaliação honesta na plataforma de vendas onde compraram o livro.
Obrigado pelo seu apoio!

Bendis Saage

Saage Media GmbH - Equipe

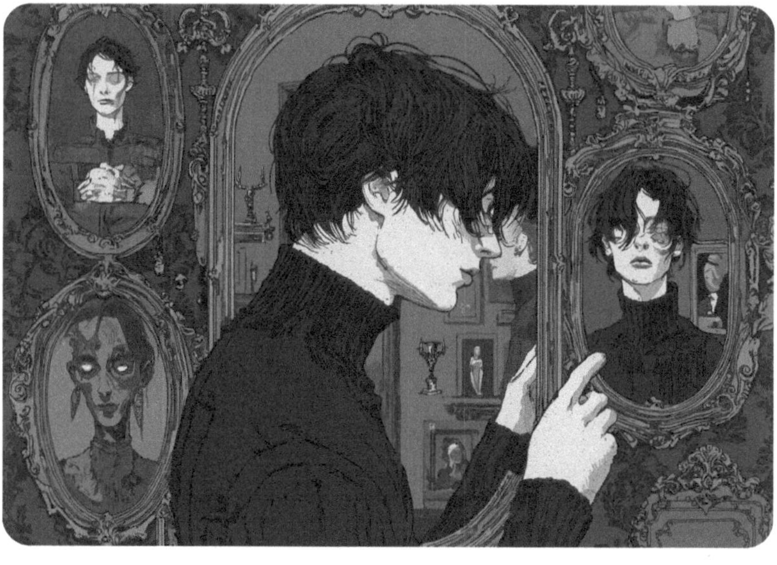

www.SaageBooks.com/pt

Descubra mais! O nosso site editorial oferece-lhe uma seleção diversificada de livros adicionais. Além de conteúdo gratuito e materiais bônus exclusivos, você encontrará informações detalhadas sobre nossas obras. Navegue pela nossa extensa oferta digital e inspire-se com experiências adicionais de leitura.

www.SaageBooks.com/pt

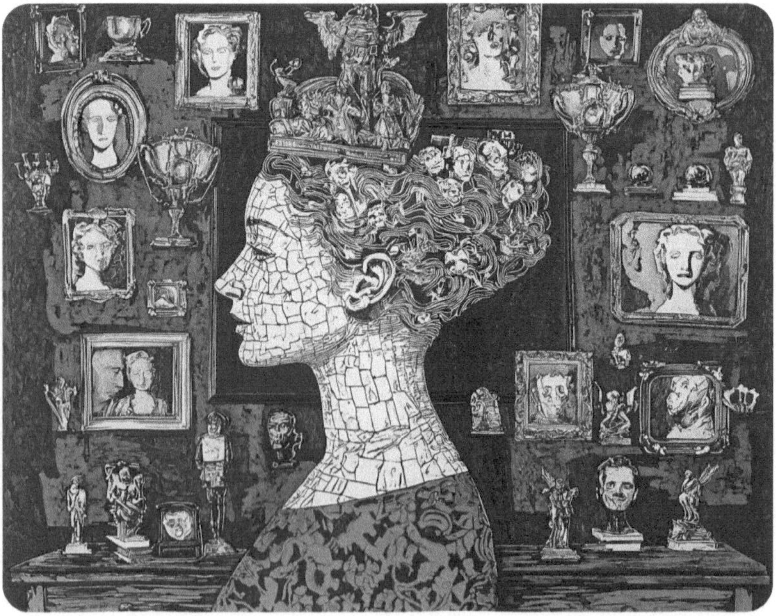

Fontes

Nossos sinceros agradecimentos a todos os autores das fontes científicas e não científicas citadas, aos operadores dos sites referenciados e aos criadores das imagens, gráficos e estudos utilizados, cujo valioso trabalho contribuiu para a criação deste livro.
Para mais informações, recomendamos visitar os sites das fontes.
Se descobrir erros de mapeamento ou outras inconsistências, entre em contato conosco.

Todas as fontes foram acessadas pela última vez em: 2025-02-10

[s1] - https://pmc.ncbi.nlm.nih.gov/articles/PMC3266769/

Autor:	Mario Mikulincer, Philip R Shaver	**Título:**	An attachment perspective on psychopathology
DOI:	10.1016/j.wpsyc.2012.01.003	**Data:**	2012 Feb
Site:	PMC	**Editora:**	PubMed Central (PMC)

[s2] - https://pmc.ncbi.nlm.nih.gov/articles/PMC5819598/

Autor:	Elizabeth L Kacel, Nicole Ennis, Deidre B Pereira	**Título:**	Narcissistic Personality Disorder in Clinical Health Psychology Practice: Case Studies of Comorbid Psychological Distress and Life-Limiting Illness
por:	Department of Clinical and Health Psychology, University of Florida	**DOI:**	10.1080/08964289.2017.1301875
Data:	2017 Jul-Sep	**Site:**	PMC
Editora:	Behavioral medicine (Washington, D. C.)		

[s3] - https://pmc.ncbi.nlm.nih.gov/articles/PMC5131958/

Autor:	Julia Brailovskaia, Jürgen Margraf	**Título:**	Comparing Facebook Users and Facebook Non-Users: Relationship between Personality Traits and Mental Health Variables – An Exploratory Study
por:	Mental Health Research and Treatment Center, Ruhr-Universität Bochum	**DOI:**	10.1371/journal.pone.0166999
Data:	2016 Dec 1	**Site:**	PMC
Editora:	PLoS ONE		

[s4] - https://pmc.ncbi.nlm.nih.gov/articles/PMC11299496/

Autor:	Dalia Elleuch	**Título:**	Narcissistic Personality Disorder through psycholinguistic analysis and neuroscientific correlates
por:	Faculty of Letters and Humanities, University of Sfax, Sfax, Tunisia	**DOI:**	10.3389/fnbeh.2024.1354258
Data:	2024 Jul 17	**Site:**	PubMed Central (PMC)
Editora:	Frontiers in Behavioral Neuroscience		

[s5] - https://pubmed.ncbi.nlm.nih.gov/32310461/

Autor:	Mitra P;Torrico TJ;Fluyau D	**Título:**	Narcissistic Personality Disorder
por:	National Center for Biotechnology Information	**Data:**	2025 Jan
Site:	PubMed	**Editora:**	PubMed

[s6] - https://www.ncbi.nlm.nih.gov/books/NBK556001/

Autor:	Paroma Mitra, Tyler J. Torrico, Dimy Fluyau	**Título:**	Narcissistic Personality Disorder
por:	StatPearls Publishing	**Data:**	2024/03/01
Site:	NCBI Bookshelf	**Editora:**	StatPearls Publishing

[s7] - https://pmc.ncbi.nlm.nih.gov/articles/PMC4415495/

Autor:	Arielle Baskin-Sommers, Elizabeth Krusemark, Elsa Ronningstam	**Título:**	Empathy in Narcissistic Personality Disorder: From Clinical and Empirical Perspectives
por:	Department of Psychiatry, Harvard Medical School, McLean Hospital, Department of Psychology, University of Wisconsin-Madison	**DOI:**	10.1037/per0000061
Data:	2014 Feb 10	**Site:**	PubMed Central (PMC)
Editora:	Personality disorders		

[s8] - https://pmc.ncbi.nlm.nih.gov/articles/PMC10187400/

Autor:	Igor Weinberg, Elsa Ronningstam	**Título:**	Narcissistic Personality Disorder: Progress in Understanding and Treatment
por:	Department of Psychiatry, Harvard Medical School, McLean Hospital	**DOI:**	10.1176/appi.focus.20220052
Data:	2022 Oct 25	**Site:**	PMC

[s9] - https://pmc.ncbi.nlm.nih.gov/articles/PMC4415495/

Autor:	Arielle Baskin-Sommers; Elizabeth Krusemark; Elsa Ronningstam	**Título:**	Empathy in Narcissistic Personality Disorder: From Clinical and Empirical Perspectives
por:	Department of Psychiatry, Harvard Medical School, McLean Hospital; Department of Psychology, University of Wisconsin-Madison	**DOI:**	10.1037/per0000061
Data:	2014 Feb 10	**Site:**	PubMed Central (PMC)

[s10] - https://pmc.ncbi.nlm.nih.gov/articles/PMC9709503/

Autor:	Kerrin A Jacobs	**Título:**	The concept of Narcissistic Personality Disorder–Three levels of analysis for interdisciplinary integration
por:	Department of Philosophy and Ethics, Faculty of Humanities and Human Sciences, University of Hokkaido, Sapporo, Japan; Center for Human Nature, Artificial Intelligence, and Neuroscience (CHAIN), University of Hokkaido, Sapporo, Japan	**DOI:**	10.3389/fpsyt.2022.989171
Data:	2022 Nov 16	**Site:**	PubMed Central (PMC)
Editora:	Frontiers in Psychiatry		

[s11] - https://pmc.ncbi.nlm.nih.gov/articles/PMC6970445/

Autor:	Stathis Grapsas, Eddie Brummelman, Mitja D Back, Jaap J A Denissen	**Título:**	The "Why" and "How" of Narcissism: A Process Model of Narcissistic Status Pursuit
DOI:	10.1177/1745691619873350	**Data:**	2019 Dec 5
Site:	PMC	**Editora:**	Perspectives on Psychological Science

[s12] - https://pmc.ncbi.nlm.nih.gov/articles/PMC5819598/

Autor:	Elizabeth L Kacel, Nicole Ennis, Deidre B Pereira	**Título:**	Narcissistic Personality Disorder in Clinical Health Psychology Practice: Case Studies of Comorbid Psychological Distress and Life-Limiting Illness
por:	Department of Clinical and Health Psychology, University of Florida	**DOI:**	10.1080/08964289.2017.1301875
Data:	2017 Jul-Sep	**Site:**	PubMed Central (PMC)
Editora:	Behavioral medicine (Washington, D. C.)		

[s13] - https://pmc.ncbi.nlm.nih.gov/articles/PMC9090396/

Autor:	Benedict Sheehy, Clive Boddy, Brendon Murphy	**Título:**	Corporate law and corporate psychopaths
DOI:	10.1080/13218719.2020.1795000	**Data:**	2020 Sep 10
Site:	PMC	**Editora:**	Psychiatry, Psychology, and Law

[s14] - https://pmc.ncbi.nlm.nih.gov/articles/PMC10461512/

Autor:	Tobore Onojighofia Tobore	**Título:**	On power and its corrupting effects: the effects of power on human behavior and the limits of accountability systems
por:	Independent Scholar	**DOI:**	10.1080/19420889.2023.2246793
Data:	2023 Aug 24	**Site:**	PMC
Editora:	Communicative & Integrative Biology		

[s15] - https://pmc.ncbi.nlm.nih.gov/articles/PMC6970445/

Autor:	Stathis Grapsas, Eddie Brummelman, Mitja D Back, Jaap J A Denissen	**Título:**	The "Why" and "How" of Narcissism: A Process Model of Narcissistic Status Pursuit
DOI:	10.1177/1745691619873350	**Data:**	2019 Dec 5
Site:	PMC	**Editora:**	Perspectives on Psychological Science

[s16] - https://pmc.ncbi.nlm.nih.gov/articles/PMC6002876/

Autor:	Nicolas Hoertel, Hugo Peyre, Pierre Lavaud, Carlos Blanco, Christophe Guerin-Langlois, Margaux René, Jean-Pierre Schuster, Cédric Lemogne, Richard Delorme, Frédéric Limosin	**Título:**	Examining sex differences in DSM-IV narcissistic personality disorder symptom expression using Item Response Theory (IRT)
DOI:	10.1016/j.psychres.2017.12.031	**Data:**	2017 Dec 14
Site:	PMC	**Editora:**	Psychiatry research

[s17] - https://pmc.ncbi.nlm.nih.gov/articles/PMC9578082/

Autor:	Ava Green, Rory MacLean, Kathy Charles	**Título:**	Female Narcissism: Assessment, Aetiology, and Behavioural Manifestations
DOI:	10.1177/00332941211027322	**Data:**	2021 Jun 22
Site:	PubMed Central (PMC)	**Editora:**	Psychological Reports

[s18] - https://pmc.ncbi.nlm.nih.gov/articles/PMC5679127/

Autor:	Aidan GC Wright, Stephanie D Stepp, Lori N Scott, Michael N Hallquist, Joseph E Beeney, Sophie A Lazarus, Paul A Pilkonis	**Título:**	The Effect of Pathological Narcissism on Interpersonal and Affective Processes in Social Interactions
DOI:	10.1037/abn0000286	**Data:**	2017 Oct
Site:	PubMed Central (PMC)	**Editora:**	Journal of abnormal psychology

[s19] - https://pmc.ncbi.nlm.nih.gov/articles/PMC10097942/

Autor:	Ester di Giacomo, Elena Andreini, Ottavia Lorusso, Massimo Clerici	**Título:**	The dark side of empathy in narcissistic personality disorder
por:	Department of Mental Health and Addiction, Health Care Trust–IRCCS San Gerardo Monza, Monza, Italy; School of Medicine and Surgery, University of Milano-Bicocca, Monza, Italy	**DOI:**	10.3389/fpsyt.2023.1074558
Data:	2023 Mar 30	**Site:**	PubMed Central (PMC)
Editora:	Frontiers in Psychiatry		

[s20] - https://pmc.ncbi.nlm.nih.gov/articles/PMC10097942/

Autor:	Ester di Giacomo, Elena Andreini, Ottavia Lorusso, Massimo Clerici	**Título:**	The dark side of empathy in narcissistic personality disorder
DOI:	10.3389/fpsyt.2023.1074558	**Data:**	2023 Mar 30
Site:	PMC	**Editora:**	Frontiers in Psychiatry

[s21] - https://pmc.ncbi.nlm.nih.gov/articles/PMC5819598/

Autor:	Elizabeth L Kacel, Nicole Ennis, Deidre B Pereira	**Título:**	Narcissistic Personality Disorder in Clinical Health Psychology Practice: Case Studies of Comorbid Psychological Distress and Life-Limiting Illness
por:	Department of Clinical and Health Psychology, University of Florida	**DOI:**	10.1080/08964289.2017.1301875
Data:	2017 Jul-Sep	**Site:**	PMC
Editora:	Behavioral medicine (Washington, D. C.)		

[s22] - https://pmc.ncbi.nlm.nih.gov/articles/PMC6002876/

Autor:	Nicolas Hoertel, Hugo Peyre, Pierre Lavaud, Carlos Blanco, Christophe Guerin-Langlois, Margaux René, Jean-Pierre Schuster, Cédric Lemogne, Richard Delorme, Frédéric Limosin	**Título:**	Examining sex differences in DSM-IV narcissistic personality disorder symptom expression using Item Response Theory (IRT)
DOI:	10.1016/j.psychres.2017.12.031	**Data:**	2017 Dec 14
Site:	PubMed Central (PMC)	**Editora:**	Psychiatry research

[s23] - https://pmc.ncbi.nlm.nih.gov/articles/PMC4415495/

Autor:	Arielle Baskin-Sommers, Elizabeth Krusemark, Elsa Ronningstam	**Título:**	Empathy in Narcissistic Personality Disorder: From Clinical and Empirical Perspectives
por:	Department of Psychiatry, Harvard Medical School, McLean Hospital; Department of Psychology, University of Wisconsin-Madison	**DOI:**	10.1037/per0000061
Data:	2014 Feb 10	**Site:**	PubMed Central (PMC)

[s24] - https://pmc.ncbi.nlm.nih.gov/articles/PMC2860525/

Autor:	Jamie McLean	**Título:**	Psychotherapy with a Narcissistic Patient Using Kohut's Self Psychology Model
por:	Drs. McLean and Gillig are from the Department of Psychiatry, Boonshoft School of Medicine, Wright State University, Dayton, Ohio	**Data:**	2007 Oct
Site:	PubMed Central (PMC)	**Editora:**	Psychiatry (Edgmont)

[s25] - https://pmc.ncbi.nlm.nih.gov/articles/PMC7216544/

Autor:	Charlotte C van Schie, Heidi L Jarman, Elizabeth Huxley, Brin F S Grenyer	**Título:**	Narcissistic traits in young people: understanding the role of parenting and maltreatment
por:	Illawarra Health and Medical Research Institute and the School of Psychology, University of Wollongong; Birchtree Centre of Excellence	**DOI:**	10.1186/s40479-020-00125-7
Data:	2020 May 12	**Site:**	PMC
Editora:	Borderline Personality Disorder and Emotion Dysregulation		

[s26] - https://pmc.ncbi.nlm.nih.gov/articles/PMC9352895/

Autor:	Daniel Cruz, Matthew Lichten, Kevin Berg, Preethi George	**Título:**	Developmental trauma: Conceptual framework, associated risks and comorbidities, and evaluation and treatment
por:	Hackensack Meridian Health Mountainside Medical Center, Independent Private Practice	**DOI:**	10.3389/fpsyt.2022.800687
Data:	2022 Jul 22	**Site:**	PMC
Editora:	Frontiers in Psychiatry		

[s27] - https://pmc.ncbi.nlm.nih.gov/articles/PMC5579460/

Autor:	Simone SETTERBERG	**Título:**	The Fantasmatic and Imaginary Child of the Pregnant Woman
por:	Karolinska Institutet, Department of Women's and Children's Health; Columbia University, Center for Psychoanalytic Training and Research	**DOI:**	10.11919/j.issn.1002-0829.216064
Data:	2017 Jun 25	**Site:**	PubMed Central (PMC)
Editora:	Shanghai Archives of Psychiatry		

[s28] - https://pmc.ncbi.nlm.nih.gov/articles/PMC10341267/

Autor:	Jacinda K Dariotis; Frances R Chen; Ye Rang Park; Montana K Nowak; Katherine M French; Anisa M Codamon	**Título:**	Parentification Vulnerability, Reactivity, Resilience, and Thriving: A Mixed Methods Systematic Literature Review
DOI:	10.3390/ijerph20136197	**Data:**	2023 Jun 21
Site:	PMC	**Editora:**	International Journal of Environmental Research and Public Health

[s29] - https://pmc.ncbi.nlm.nih.gov/articles/PMC9031722/

Autor:	Casandra I Montoro, Pablo de la Coba, María Moreno-Padilla, Carmen M Galvez-Sánchez	**Título:**	Narcissistic Personality and Its Relationship with Post-Traumatic Symptoms and Emotional Factors: Results of a Mediational Analysis Aimed at Personalizing Mental Health Treatment
por:	University of Jaén	**DOI:**	10.3390/bs12040091
Data:	2022 Mar 25	**Site:**	PMC
Editora:	Behavioral Sciences		

[s30] - https://pmc.ncbi.nlm.nih.gov/articles/PMC11604240/

Autor:	Husna Irfan Thalib, Aleena Zobairi, Sariya Khan, Mariam Abou Touk, Razan Bahkali, Sarah Alhusaynan, Suha Fatima Hussain	**Título:**	Tracing the Link Between Narcissistic Personality Disorder and Childhood Overgratification
por:	Batterjee Medical College, Almaarefa University, Kaloji Narayana Rao University of Health Sciences	**DOI:**	10.7759/cureus.72638
Data:	2024 Oct 29	**Site:**	PMC
Editora:	Cureus		

[s31] - https://pmc.ncbi.nlm.nih.gov/articles/PMC8573252/

Autor:	Frank W Paulus, Susanne Ohmann, Eva Möhler, Paul Plener, Christian Popow	**Título:**	Emotional Dysregulation in Children and Adolescents With Psychiatric Disorders. A Narrative Review
DOI:	10.3389/fpsyt.2021.628252	**Data:**	2021 Oct 25
Site:	PMC	**Editora:**	Frontiers in Psychiatry

[s32] - https://pmc.ncbi.nlm.nih.gov/articles/PMC8321510/

Autor:	Frans Schalkwijk, Patrick Luyten, Theo Ingenhoven, Jack Dekker	**Título:**	Narcissistic Personality Disorder: Are Psychodynamic Theories and the Alternative DSM-5 Model for Personality Disorders Finally Going to Meet?
por:	University of Amsterdam, University College London, KU Leuven, Arkin, Vrije Universiteit Amsterdam	**DOI:**	10.3389/fpsyg.2021.676733
Data:	2021 Jul 15	**Site:**	PMC
Editora:	Frontiers in Psychology		

[s33] - https://pmc.ncbi.nlm.nih.gov/articles/PMC8495240/

Autor:	Paola Bozzatello, Paola Rocca, Lorenzo Baldassarri, Marco Bosia, Silvio Bellino	**Título:**	The Role of Trauma in Early Onset Borderline Personality Disorder: A Biopsychosocial Perspective
por:	University of Turin	**DOI:**	10.3389/fpsyt.2021.721361
Data:	2021 Sep 23	**Site:**	PMC
Editora:	Frontiers in Psychiatry		

[s34] - https://pmc.ncbi.nlm.nih.gov/articles/PMC9541508/

Autor:	Nicholas J S Day, Michelle L Townsend, Brin F S Grenyer	**Título:**	Pathological narcissism: An analysis of interpersonal dysfunction within intimate relationships
DOI:	10.1002/pmh.1532	**Data:**	2021 Nov 16
Site:	PMC	**Editora:**	Personality and Mental Health

[s35] - https://pmc.ncbi.nlm.nih.gov/articles/PMC9031722/

Autor:	Casandra I Montoro, Pablo de la Coba, María Moreno-Padilla, Carmen M Galvez-Sánchez	**Título:**	Narcissistic Personality and Its Relationship with Post-Traumatic Symptoms and Emotional Factors: Results of a Mediational Analysis Aimed at Personalizing Mental Health Treatment
por:	University of Jaén	**DOI:**	10.3390/bs12040091
Data:	2022 Mar 25	**Site:**	PMC
Editora:	Behavioral Sciences		

[s36] - https://pmc.ncbi.nlm.nih.gov/articles/PMC7216544/

Autor:	Charlotte C van Schie, Heidi L Jarman, Elizabeth Huxley, Brin F S Grenyer	**Título:**	Narcissistic traits in young people: understanding the role of parenting and maltreatment
DOI:	10.1186/s40479-020-00125-7	**Data:**	2020 May 12
Site:	PMC	**Editora:**	Borderline Personality Disorder and Emotion Dysregulation

[s37] - https://pmc.ncbi.nlm.nih.gov/articles/PMC5507693/

Autor:	Sylia Wilson, Catherine B Stroud, C Emily Durbin	**Título:**	Interpersonal Dysfunction in Personality Disorders: A Meta-Analytic Review
por:	Department of Psychology, University of Minnesota; Department of Psychology, Williams College; Department of Psychology, Michigan State University	**DOI:**	10.1037/bul0000101
Data:	2017 Apr 27	**Site:**	PubMed Central (PMC)
Editora:	American Psychological Association		

[s38] - https://pmc.ncbi.nlm.nih.gov/articles/PMC6876420/

Autor:	Russ Scott, Ian Freckelton	**Título:**	Narcissistic Rage and the Murder of Allison Baden-Clay
DOI:	10.1080/13218719.2017.1379113	**Data:**	2017 Oct 24
Site:	PMC	**Editora:**	Psychiatry, Psychology, and Law

[s39] - https://pmc.ncbi.nlm.nih.gov/articles/PMC5819598/

Autor:	Elizabeth L Kacel, Nicole Ennis, Deidre B Pereira	**Título:**	Narcissistic Personality Disorder in Clinical Health Psychology Practice: Case Studies of Comorbid Psychological Distress and Life-Limiting Illness
por:	Department of Clinical and Health Psychology, University of Florida	**DOI:**	10.1080/08964289.2017.1301875
Data:	2017 Jul-Sep	**Site:**	PMC
Editora:	Behavioral medicine (Washington, D. C.)		

[s40] - https://pmc.ncbi.nlm.nih.gov/articles/PMC11155208/

Autor:	Eliza Oliver, Alexander Coates, Joanne M Bennett, Megan L Willis	**Título:**	Narcissism and Intimate Partner Violence: A Systematic Review and Meta-Analysis
por:	Australian Catholic University	**DOI:**	10.1177/15248380231196115
Data:	2023 Sep 13	**Site:**	PMC
Editora:	National Center for Biotechnology Information		

[s41] - https://pmc.ncbi.nlm.nih.gov/articles/PMC11583436/

Autor:	Allen G Ross, Santosh Giri, Anayochukwu E Anyasodor, Shakeel Mahmood, Feleke H Astawesegn, M Mamun Huda, Kedir Y Ahmed, Utpal K Mondal, Subash Thapa	**Título:**	Adverse childhood experiences leading to narcissistic personality disorder: a case report
por:	Rural Health Research Institute, Charles Sturt University, Orange, NSW Australia	**DOI:**	10.1186/s12888-024-06307-9
Data:	2024 Nov 22	**Site:**	PMC
Editora:	BMC Psychiatry		

[s42] - https://pmc.ncbi.nlm.nih.gov/articles/PMC4768593/

Autor:	Zlatka Rakovec-Felser	**Título:**	Domestic Violence and Abuse in Intimate Relationship from Public Health Perspective
por:	Department for Health Psychology Faculty of Medicine, University of Maribor, Slovenia	**DOI:**	10.4081/hpr.2014.1821
Data:	2014 Oct 22	**Site:**	PubMed Central (PMC)
Editora:	Health Psychology Research		

[s43] - https://pmc.ncbi.nlm.nih.gov/articles/PMC3876290/

Autor:	Günnur Karakurt, Kristin E Silver	**Título:**	Emotional abuse in intimate relationships: The role of gender and age
por:	Case Western Reserve University	**DOI:**	10.1891/0886-6708.vv-d-12-00041
Data:	2013	**Site:**	PMC
Editora:	Violence and victims		

[s44] - https://pmc.ncbi.nlm.nih.gov/articles/PMC6757332/

Autor:	Emanuel Jauk, Raoul Dieterich	**Título:**	Addiction and the Dark Triad of Personality
por:	Technische Universität Dresden	**DOI:**	10.3389/fpsyt.2019.00662
Data:	2019 Sep 17	**Site:**	PubMed Central (PMC)
Editora:	Frontiers in Psychiatry		

[s45] - https://pmc.ncbi.nlm.nih.gov/articles/PMC10097938/

Autor:	Priyam Kukreja, Jatin Pandey	**Título:**	Workplace gaslighting: Conceptualization, development, and validation of a scale
por:	Indian Institute of Management Indore	**DOI:**	10.3389/fpsyg.2023.1099485
Data:	2023 Mar 30	**Site:**	PMC
Editora:	Frontiers in Psychology		

[s46] - https://pmc.ncbi.nlm.nih.gov/articles/PMC4768593/

Autor:	Zlatka Rakovec-Felser	**Título:**	Domestic Violence and Abuse in Intimate Relationship from Public Health Perspective
por:	Department for Health Psychology Faculty of Medicine, University of Maribor, Slovenia	**DOI:**	10.4081/hpr.2014.1821
Data:	2014 Oct 22	**Site:**	PubMed Central (PMC)
Editora:	Health Psychology Research		

[s47] - https://pmc.ncbi.nlm.nih.gov/articles/PMC7451310/

Autor:	Hemrie Zalman, Katie Aafjes-van Doorn, Catherine F Eubanks	**Título:**	Alliance challenges in the treatment of a narcissistic patient: the case of Alex
por:	Ferkauf Graduate School of Psychology, Yeshiva University	**DOI:**	10.4081/ripppo.2019.351
Data:	2019 Jul 30	**Site:**	PubMed Central (PMC)

[s48] - https://pmc.ncbi.nlm.nih.gov/articles/PMC4768593/

Autor:	Zlatka Rakovec-Felser	**Título:**	Domestic Violence and Abuse in Intimate Relationship from Public Health Perspective
por:	Department for Health Psychology Faculty of Medicine, University of Maribor, Slovenia	**DOI:**	10.4081/hpr.2014.1821
Data:	2014 Oct 22	**Site:**	PubMed Central (PMC)
Editora:	Health Psychology Research		

[s49] - https://pmc.ncbi.nlm.nih.gov/articles/PMC9233205/

Autor:	J Sangeetha, S Mohan, A Hariharasudan, Nishad Nawaz	**Título:**	Strategic analysis of intimate partner violence (IPV) and cycle of violence in the autobiographical text –When I Hit You
por:	Kalasalingam Academy of Research and Education, Kingdom University	**DOI:**	10.1016/j.heliyon.2022.e09734
Data:	2022 Jun 16	**Site:**	PubMed Central (PMC)
Editora:	Heliyon		

[s50] - https://pmc.ncbi.nlm.nih.gov/articles/PMC5679127/

Autor:	Aidan GC Wright, Stephanie D Stepp, Lori N Scott, Michael N Hallquist, Joseph E Beeney, Sophie A Lazarus, Paul A Pilkonis	**Título:**	The Effect of Pathological Narcissism on Interpersonal and Affective Processes in Social Interactions
DOI:	10.1037/abn0000286	**Data:**	2017 Oct
Site:	PubMed Central (PMC)	**Editora:**	Journal of abnormal psychology

[s51] - https://pmc.ncbi.nlm.nih.gov/articles/PMC5819598/

Autor:	Elizabeth L Kacel, Nicole Ennis, Deidre B Pereira	**Título:**	Narcissistic Personality Disorder in Clinical Health Psychology Practice: Case Studies of Comorbid Psychological Distress and Life-Limiting Illness
por:	Department of Clinical and Health Psychology, University of Florida	**DOI:**	10.1080/08964289.2017.1301875
Data:	2017 Jul-Sep	**Site:**	PMC
Editora:	Behavioral medicine (Washington, D. C.)		

[s52] - https://pmc.ncbi.nlm.nih.gov/articles/PMC6291212/

Autor:	Melissa E Dichter, Kristie A Thomas, Paul Crits-Christoph, Shannon N Ogden, Karin V Rhodes	**Título:**	Coercive Control in Intimate Partner Violence: Relationship with Women's Experience of Violence, Use of Violence, and Danger
por:	Center for Health Equity Research and Promotion, U.S. Department of Veterans Affairs, Department of Family Medicine and Community Health, Perelman School of Medicine, University of Pennsylvania, School of Social Work, Simmons College, Department of Psychiatry, Perelman School of Medicine, University of Pennsylvania, Northwell Health Solutions, Office of Population Health Management, Hofstra Northwell Medical School	**DOI:**	10.1037/vio0000158
Data:	2018 Jan 11	**Site:**	PMC
Editora:	National Institutes of Health		

[s53] - https://pmc.ncbi.nlm.nih.gov/articles/PMC4900957/

Autor:	Pamela S Lilleston, Luciana E Hebert, Jacky M Jennings, David R Holtgrave, Jonathan M Ellen, Susan G Sherman	**Título:**	Attitudes towards Power in Relationships and Sexual Concurrency within Heterosexual Youth Partnerships in Baltimore, MD
DOI:	10.1007/s10461-015-1105-z	**Data:**	2015 Dec
Site:	PubMed Central (PMC)		

[s54] - https://pmc.ncbi.nlm.nih.gov/articles/PMC5819598/

Autor:	Elizabeth L Kacel, Nicole Ennis, Deidre B Pereira	**Título:**	Narcissistic Personality Disorder in Clinical Health Psychology Practice: Case Studies of Comorbid Psychological Distress and Life-Limiting Illness
por:	Department of Clinical and Health Psychology, University of Florida	**DOI:**	10.1080/08964289.2017.1301875
Data:	2017 Jul-Sep	**Site:**	PubMed Central (PMC)
Editora:	Behavioral medicine (Washington, D. C.)		

[s55] - https://pmc.ncbi.nlm.nih.gov/articles/PMC7216544/

Autor:	Charlotte C van Schie, Heidi L Jarman, Elizabeth Huxley, Brin F S Grenyer	**Título:**	Narcissistic traits in young people: understanding the role of parenting and maltreatment
por:	Illawarra Health and Medical Research Institute and the School of Psychology, University of Wollongong, Birchtree Centre of Excellence	**DOI:**	10.1186/s40479-020-00125-7
Data:	2020 May 12	**Site:**	PubMed Central (PMC)
Editora:	Borderline Personality Disorder and Emotion Dysregulation		

[s56] - https://pmc.ncbi.nlm.nih.gov/articles/PMC9031722/

Autor:	Casandra I Montoro, Pablo de la Coba, María Moreno-Padilla, Carmen M Galvez-Sánchez	**Título:**	Narcissistic Personality and Its Relationship with Post-Traumatic Symptoms and Emotional Factors: Results of a Mediational Analysis Aimed at Personalizing Mental Health Treatment
por:	Department of Psychology, University of Jaén	**DOI:**	10.3390/bs12040091
Data:	2022 Mar 25	**Site:**	PubMed Central (PMC)
Editora:	Behavioral Sciences		

[s57] - https://pmc.ncbi.nlm.nih.gov/articles/PMC6970445/

Autor:	Stathis Grapsas, Eddie Brummelman, Mitja D Back, Jaap J A Denissen	**Título:**	The "Why" and "How" of Narcissism: A Process Model of Narcissistic Status Pursuit
DOI:	10.1177/1745691619873350	**Data:**	2019 Dec 5
Site:	PMC	**Editora:**	Perspectives on Psychological Science

[s58] - https://pmc.ncbi.nlm.nih.gov/articles/PMC2860525/

Autor:	Jamie McLean	**Título:**	Psychotherapy with a Narcissistic Patient Using Kohut's Self Psychology Model
por:	Drs. McLean and Gillig are from the Department of Psychiatry, Boonshoft School of Medicine, Wright State University, Dayton, Ohio	**Data:**	2007 Oct
Site:	PubMed Central (PMC)	**Editora:**	Psychiatry (Edgmont)

[s59] - https://pmc.ncbi.nlm.nih.gov/articles/PMC9002298/

Autor:	Sabine C Herpertz, Isabella Schneider, Babette Renneberg, Antonius Schneider	**Título:**	Patients With Personality Disorders in Everyday Clinical Practice: Implications of the ICD-11
por:	Department of General Psychiatry, Center of Psychosocial Medicine, Heidelberg University Hospital, Heidelberg; Clinical Psychology and Psychotherapy, Freie Universität Berlin; Institute of General Practice and Health Services Research, Technical University of Munich	**DOI:**	10.3238/arztebl.m2022.0001
Data:	2022 Jan 10	**Site:**	PMC
Editora:	Deutsches Ärzteblatt International		

[s60] - https://pmc.ncbi.nlm.nih.gov/articles/PMC5819598/

Autor:	Elizabeth L Kacel, Nicole Ennis, Deidre B Pereira	**Título:**	Narcissistic Personality Disorder in Clinical Health Psychology Practice: Case Studies of Comorbid Psychological Distress and Life-Limiting Illness
por:	Department of Clinical and Health Psychology, University of Florida	**DOI:**	10.1080/08964289.2017.1301875
Data:	2017 Jul-Sep	**Site:**	PMC
Editora:	Behavioral medicine (Washington, D. C.)		

[s61] - https://pmc.ncbi.nlm.nih.gov/articles/PMC9031722/

Autor:	Casandra I Montoro, Pablo de la Coba, María Moreno-Padilla, Carmen M Galvez-Sánchez	**Título:**	Narcissistic Personality and Its Relationship with Post-Traumatic Symptoms and Emotional Factors: Results of a Mediational Analysis Aimed at Personalizing Mental Health Treatment
por:	University of Jaén	**DOI:**	10.3390/bs12040091
Data:	2022 Mar 25	**Site:**	PMC
Editora:	National Library of Medicine (NLM)		

[s62] - https://pmc.ncbi.nlm.nih.gov/articles/PMC5177643/

Autor:	Harold Dadomo (Department of Neuroscience, University of Parma, Parma, Italy; Parma Schema Therapy Center, Parma, Italy), Alessandro Grecucci (Clinical and Affective Neuroscience Lab, Department of Psychology and Cognitive Sciences, University of Trento, Rovereto, Italy), Irene Giardini (Bologna Schema Therapy Center Bologna, Bologna, Italy), Erika Ugolini (Firenze Schema Therapy Center Firenze, Firenze, Italy), Alessandro Carmelita (Italian Society for Schema Therapy, Sassari, Italy), Marta Panzeri (Department of Developmental Psychology and Socialisation, Padua University, Padova, Italy)	**Título:**	Schema Therapy for Emotional Dysregulation: Theoretical Implication and Clinical Applications
DOI:	10.3389/fpsyg.2016.01987	**Data:**	2016 Dec 22
Site:	PubMed Central (PMC)	**Editora:**	Frontiers in Psychology

[s63] - https://pmc.ncbi.nlm.nih.gov/articles/PMC6441831/

Autor:	Suzanne Haeyen	**Título:**	Strengthening the Healthy Adult Self in Art Therapy: Using Schema Therapy as a Positive Psychological Intervention for People Diagnosed With Personality Disorders
por:	GGNet Mental Health Centre, Apeldoorn, Netherlands; Department Arts Therapies, HAN University of Applied Sciences, Nijmegen, Netherlands; KenVaK, Research Centre Arts Therapies, Heerlen, Netherlands	**DOI:**	10.3389/fpsyg.2019.00644
Data:	2019 Mar 22	**Site:**	PMC
Editora:	Frontiers in Psychology		

[s64] - https://pmc.ncbi.nlm.nih.gov/articles/PMC3268672/
Autor: Stephanie D Stepp, Diana J Whalen, Paul A Pilkonis, Alison E Hipwell, Michele D Levine
Título: Children of Mothers with Borderline Personality Disorder: Identifying Parenting Behaviors as Potential Targets for Intervention
por: University of Pittsburgh School of Medicine, University of Pittsburgh
DOI: 10.1037/a0023081
Data: 2011 Jan
Site: PMC
Editora: PubMed Central (PMC)

[s65] - https://pmc.ncbi.nlm.nih.gov/articles/PMC10761483/
Autor: Raphaela E Kaisler, Manfred Fede, Ulla Diltsch, Thomas Probst, Yvonne Schaffler
Título: Common mental disorders in Gestalt therapy treatment: a multiple case study comparing patients with moderate and low integrated personality structures
DOI: 10.3389/fpsyg.2023.1304726
Data: 2023 Dec 20
Site: PMC
Editora: Frontiers in Psychology

[s66] - https://pmc.ncbi.nlm.nih.gov/articles/PMC10187391/
Autor: Erik C Nook, Adam C Jaroszewski, Ellen F Finch, Lois W Choi-Kain
Título: A Cognitive-Behavioral Formulation of Narcissistic Self-Esteem Dysregulation
DOI: 10.1176/appi.focus.20220055
Data: 2022 Oct 25
Site: PMC

[s67] - https://pmc.ncbi.nlm.nih.gov/articles/PMC10187400/
Autor: Igor Weinberg, Elsa Ronningstam
Título: Narcissistic Personality Disorder: Progress in Understanding and Treatment
DOI: 10.1176/appi.focus.20220052
Data: 2022 Oct 25
Site: PubMed Central (PMC)

[s68] - https://pmc.ncbi.nlm.nih.gov/articles/PMC5819598/
Autor: Elizabeth L Kacel, Nicole Ennis, Deidre B Pereira
Título: Narcissistic Personality Disorder in Clinical Health Psychology Practice: Case Studies of Comorbid Psychological Distress and Life-Limiting Illness
por: Department of Clinical and Health Psychology, University of Florida
DOI: 10.1080/08964289.2017.1301875
Data: 2017 Jul-Sep
Site: PMC
Editora: Behavioral medicine (Washington, D. C.)

[s69] - https://pmc.ncbi.nlm.nih.gov/articles/PMC10097942/
Autor: Ester di Giacomo, Elena Andreini, Ottavia Lorusso, Massimo Clerici
Título: The dark side of empathy in narcissistic personality disorder
DOI: 10.3389/fpsyt.2023.1074558
Data: 2023 Mar 30
Site: PubMed Central (PMC)
Editora: Frontiers in Psychiatry

[s70] - https://pmc.ncbi.nlm.nih.gov/articles/PMC4955139/

Autor:	Andrada D Neacsiu, Mathew A Tkachuck	**Título:**	Dialectical behavior therapy skills use and emotion dysregulation in personality disorders and psychopathy: a community self-report study
por:	University of Mississippi, Duke University Medical Center	**DOI:**	10.1186/s40479-016-0041-5
Data:	2016 Jul 20	**Site:**	PubMed Central (PMC)
Editora:	Borderline Personality Disorder and Emotion Dysregulation		

[s71] - https://pmc.ncbi.nlm.nih.gov/articles/PMC10786009/

Autor:	Falk Leichsenring, Peter Fonagy, Nikolas Heim, Otto F Kernberg, Frank Leweke, Patrick Luyten, Simone Salzer, Carsten Spitzer, Christiane Steinert	**Título:**	Borderline personality disorder: a comprehensive review of diagnosis and clinical presentation, etiology, treatment, and current controversies
DOI:	10.1002/wps.21156	**Data:**	2024 Jan 12
Site:	PubMed Central (PMC)	**Editora:**	World Psychiatry

[s72] - https://dx.doi.org/10.1176/appi.ajp.2013.12040518

Autor:	Lotte L.M. Bamelis, Silvia M.A.A. Evers, Philip Spinhoven, Arnoud Arntz	**Título:**	Results of a Multicenter Randomized Controlled Trial of the Clinical Effectiveness of Schema Therapy for Personality Disorders
DOI:	10.1176/appi.ajp.2013.12040518	**Data:**	01 March 2014
Site:	American Journal of Psychiatry	**Editora:**	American Psychiatric Association

Fontes de imagem

As imagens não listadas são de criação própria ou foram adquiridas com licença apropriada. Todos os direitos estão reservados para essas imagens.

Para todas as outras imagens listadas aqui:
Nenhuma das imagens foi modificada, apenas a resolução foi ajustada. Na versão eBook, as imagens foram compiladas em colagens numeradas. Todas as imagens permanecem sujeitas à sua licença original e são usadas de acordo com seus respectivos termos de licença. Se você descobrir erros de atribuição ou outras discrepâncias, entre em contato conosco.

Data da revisão final da imagem: 2025-02-10.

Licença utilizada

CC0 http://creativecommons.org/publicdomain/zero/1.0/deed.en

Créditos de imagem

[i1] - 001_002_002_image_einschuechterung.jpeg
https://upload.wikimedia.org/wikipedia/commons/f/fd/Plate_2_from_the_%27Disparates%27-_Folly_of_Fear_MET_MM7260.jpg

Date:	circa	**por:**	Pharos
Artista:	Francisco Goya	**License:**	CC0

[i2] - 001_003_003_image_stigmatisierung.jpeg
https://upload.wikimedia.org/wikipedia/commons/d/dd/My_superpower_is...Breaking_the_stigma_on_mental_illness_%2817974676470%29.jpg

Date:	2015-02-02	**por:**	OceanAtoll
Artista:	SAMHSA	**License:**	Public domain

[i3] - 002_002_003_image_achtsamkeit.jpeg
https://upload.wikimedia.org/wikipedia/commons/c/c1/School_children_meditating.jpg

Date:	2014-10-13	**por:**	Farang Rak Tham
Artista:	Kochphon (Honey) Onshawee	**License:**	CC0

[i4] - 004_002_001_image_emotionale_belastung.jpeg
https://upload.wikimedia.org/wikipedia/commons/1/1e/Headache-1557872_960_720.jpg

Date:	2016-07-28	**por:**	U3119842
Artista:	Phee	**License:**	CC0

[i5] - 005_001_001_image_kunsttherapie.jpeg
https://upload.wikimedia.org/wikipedia/commons/b/b2/Fortier_DAKAR_art_therapy_30dec11_300.jpg

Date:	2011-12	**por:**	Oaktree b
Artista:	Photo: VOA - A. Fortier	**License:**	Public domain

[i6] - 005_003_001_image_achtsamkeitsuebungen.jpeg
https://upload.wikimedia.org/wikipedia/commons/9/98/Sukhesikarama_Mindful_Forest_Meditation_Center.jp
g

Date:	2024-02-15	**por:**	Cun Cun
License:	CC0		

[i7] - 005_003_001_image_selbstreflexion.jpeg
https://upload.wikimedia.org/wikipedia/commons/1/1f/Self-reflection_At_The_Sea_%28Unsplash%29.jpg

Date:	2016-03-23	**por:**	Fæ
Artista:	lucassankey	**License:**	CC0

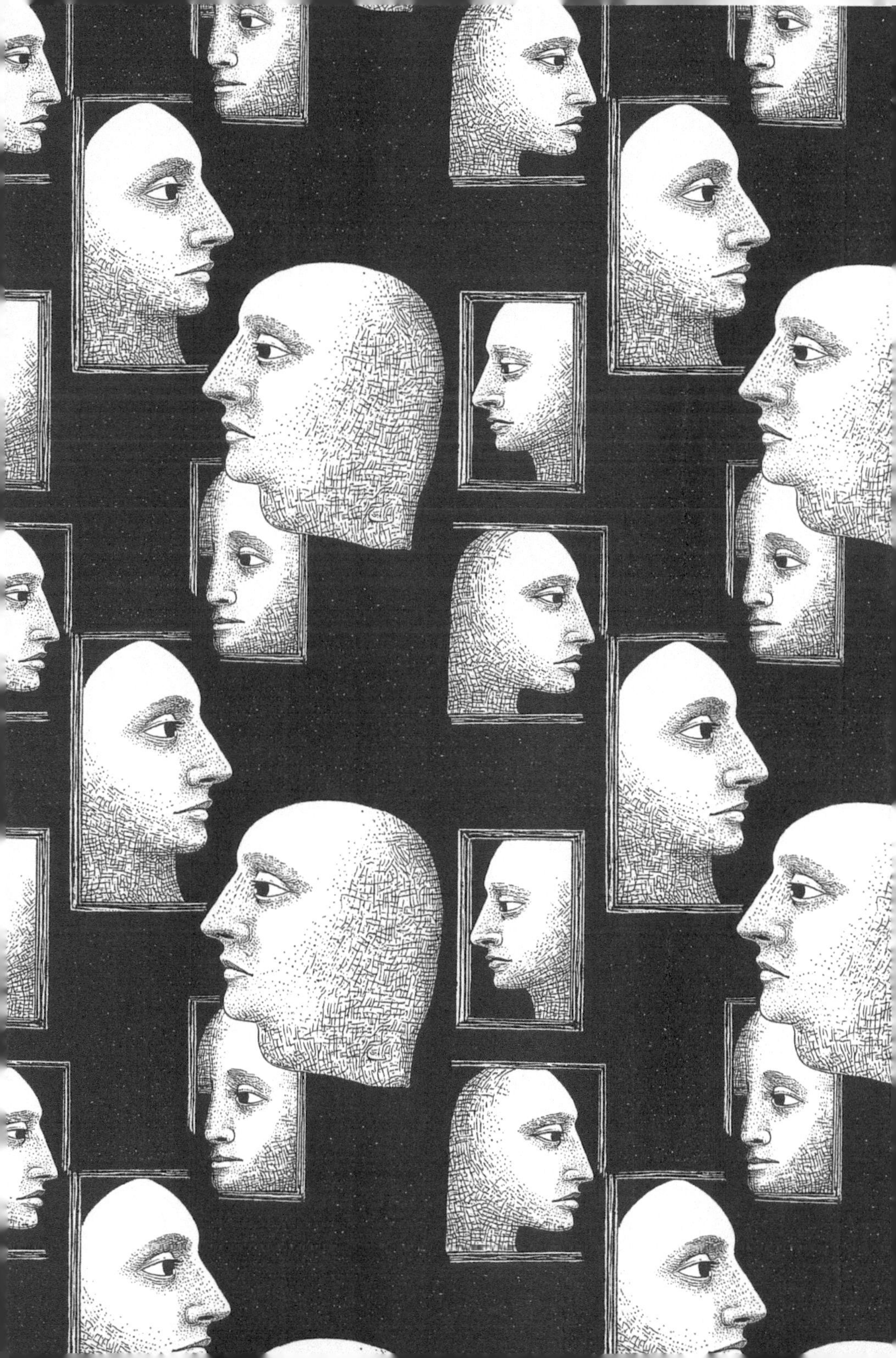

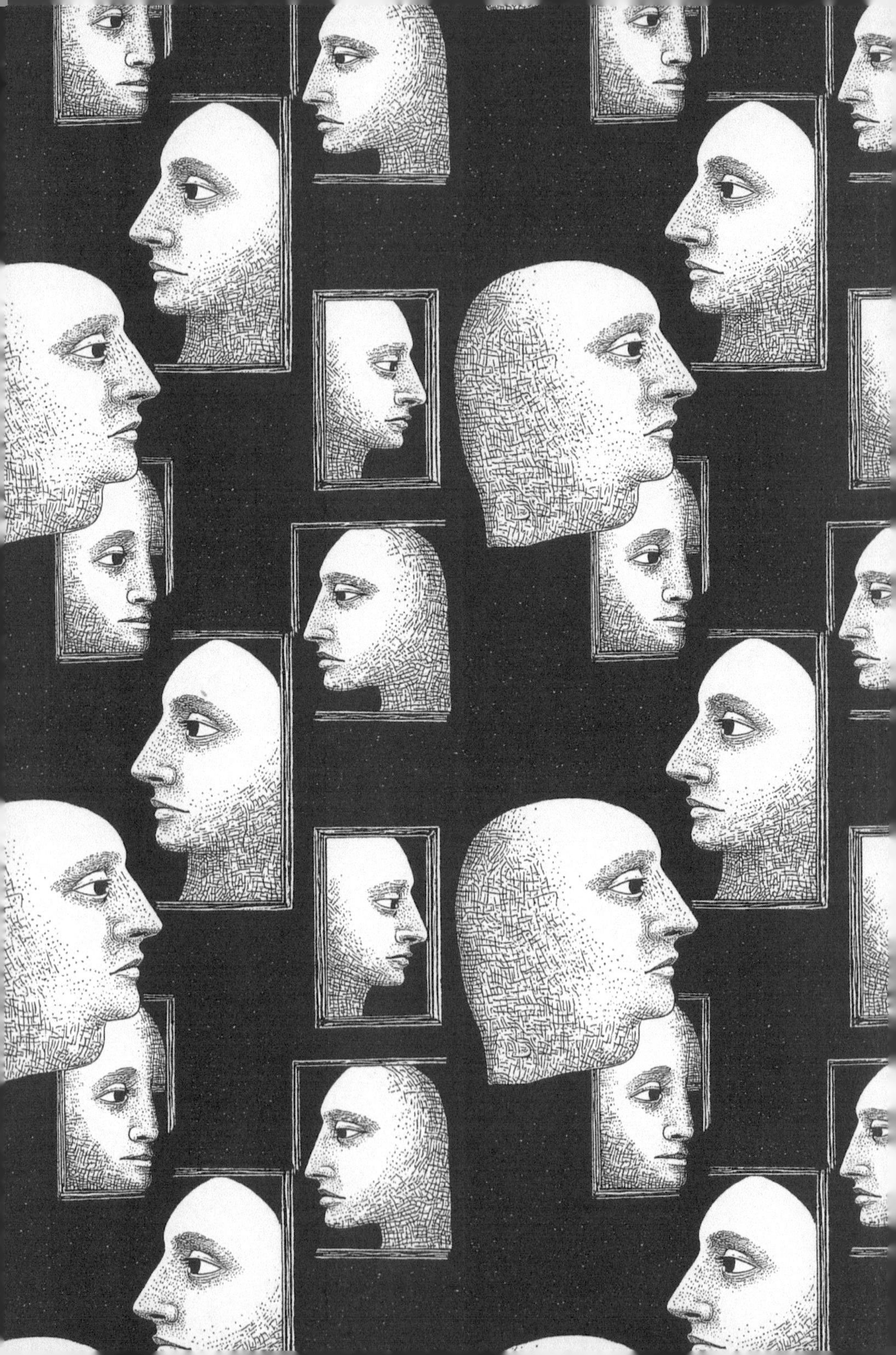

FSC
www.fsc.org
MIX
Papier | Fördert gute Waldnutzung
FSC® C083411

Kolibri 360 GmbH
Ferdinand-Jühlke-Straße 7
99095 Erfurt, Deutschland
produktsicherheit@kolibri360.de